『ロード ツー ジーバ』

脳が語るこころと人生のトリセツ

老いゆく自分にジタバタしているあなたに

齋《いつき》

22世紀アート

はじめに

インサイドストーリー

『行く道は語る～前編』

先日久々に時間がありバーゲンセールの中、某デパートへお出かけとなった。家内と二人ゆっくりしたいときは、やんちゃ盛りの愛娘はお留守番のことが多い。この日も宿題を済ませた後に撮り溜めていたアニメを見たかったらしく、素直に留守番を買ってくれた。

ほんのこの間まで、「一人はいや」とぐずっていた彼女が、出際に「デートやね、おとうさん、おかあさん」とからかうおませさんになっている。家内と顔を見合わせ、失笑しながら家を後にした。

デートと言われ運転の車中、忘却の彼方となった若かりし頃、家内とのいわゆるデートを思い出していた。そのころ買い物は、いや買い物だけではない、生活にかかわるあらゆることが楽しかった、輝いていた。

その後時がたつにつれ、ありがたきかな仕事に追われ金に追われ時間に追われ、目的のために生きることを是とし齢を重ねてきた。何気ない日常にある喜びを、そこはかとなく感じつつも、日々の生活感に感激が褪せていく自分に疑問を抱かず過ごしてきた。

辿り着いた結果が今である。買い物一つに大仰な話だが、いつの間にか買い物は、その時間的束縛に負担感に近いものを感じることが多くなっていた。つまり今の私にとって買い物は、手に入れたいものを得るための手段であって、その過程を楽しんでいるわけではないということだ。食事で言うところの、いただければ満腹感と感謝はあるが準備が面倒くさい、に同じである。

この点家内は違う。彼女はショッピングとなると最初から超ご機嫌。お出かけ前の洗濯物の取り込みに始まり、食器の洗い上げ、着替えているときも、何だか動きが軽やかなのだ。鼻歌さえ歌っている。そういう家内を尻目に私は、「先に行ってるよ」と早々に車に乗り込んでいる。

さて、店に着いてからの段である。私は買いたい物は決まっている。選びたいものを選び、お気に入りがあれば即購入。さっさと済ませてさっさと帰る、私の流儀。ところがこれがすんなりいかない、理由は家内。彼女はお目当ての売り場に行くまでの道すがら、あちらに目移りこちらに目移り、自分の気になった品物ごとに吸い寄せられている。その度に「これ、いいですねぇ」と店員さんを乗せているのか乗せられているのか、やり取りやり取りお話している。横で見ていて、「気にいったんなら買えば?」と言っても、「そうねぇ」と言いつつ買ったためしがない。「そしたら行こうよ」と催促してその次である、二十~三十m歩いて「それでねぇ」と話しかけたら、横にいると思った家内がいない。代りに通りすがりのおばさんが、変な顔をしてこちらを一瞥している。

しかして振り返ると、当の彼女はまたまた吸引ビームにかかっている。こんなことの繰り返しだから、なかなか目的を達成できない。家内には楽しい時間のようだが、私にとってはやや忍耐のいる時間帯だ。ばつの悪いオヤジが、一人立たされ坊主である。

女性の買い物は男性のそれとは趣が異なるとしたものだが、その昔彼女を幸せにすると誓ってしまったからには待つしかない。

小難しくなるが、社会学的に目的を中心に行為の別を考えた時、その行為自体が目的となる場合は自己充足的行為といい、読書、食事、睡眠、娯楽、などがそれにあたる。

一方、目的が今の行為になく、別にある目的達成のために行われる場合は手段的行為という。例えば、試験のための勉強、給料のための仕事、収穫のための農作業、等々。

自己充足的行為は、名の通りその行為によって即時的に喜びや充足がもたらされる。一方、手段的行為はそうはいかない。目的を達成するまで我慢が必要で、耐えることが求められストレスが溜まる。

行為に対する価値観は、男であれ女であれ概ね同じとしたものだ。が、日本人の場合、生活感にかかわる行為、特に買い物、そしてもう一つ会話、俗にいうおしゃべりに関しては、些かベクトルの方向を異にする。

つまり一般的に言って男性の場合、買い物はその過程でなく物品獲得が目的であり、会話はしゃべることが目的ではなく情報伝達が目的であるとしたものだ。この点女性は、買い物にわくわくし、おしゃべりを楽しむ。

要するに、この二つの生活行為は、男にとっては手段的行為であるのに、女性にとっては自己充足的行為なのである。生活を支える家事動作にも同じようなことが言える。男性に比べると女性、特に専業主婦の方は、洗濯や掃除そのものに充足感を感じる方が少なからずおられる。

男女間での行為の目的の違いは、置かれた立場の違いによる。それは日本社会での男らしく女らしくといった慣習あるいは性的役割分担や、近所付き合いと職場での人間関係など環境の違いがなせるものである。が、この一種の環境問題は、ロートルの行く末に影を落とす。

私は医師であり、患者さんのお話を聞くことを生業の一つとしている。外来においでるご高齢の男性を診させて頂く時、生活状況は必ずお聞きする。

奥さんがご健在の方は独り身の方より恵まれているだろう、と思われがちだがさにあらず。はるか昔、夫婦の幸せの中心であった子供達は我が家にはいない。耳は遠く目は薄く、二人の間に会話は少ない。奥さんは御主人様を尻目に炊事洗濯といそしく動き回り、足も立てば口も立つとばかりに、お友達との旅行や遊びの話に花を咲かせ、笑顔満面生きがいを感じている。

一方、かつて共闘したご主人のオジダチは、生活のリングから早々に退場させられ、対戦相手はいない。大音響テレビ相手の、ひとりぼっちチャンピオンではあるけども、そのリングに生活感は無く、連日の上膳据膳お任せフルコース。持病のタイトルは持っているが、生きがいは持たない引きこもりオヤジ。刺激のない頭は記憶も薄けりゃ毛も薄い。こういった男性は珍しくない。高齢者のこころは喪失の心理と言われるが、まさしくその王道を生きている。

沢山のお年寄りの生き方をみさせていただいて、この人生がベストと言えるものはない。生き方は人それぞれであり、本人が納得すればそれはそれで良いのかもしれない。しかし、だからと言って、ぼっちチャンプになるために生きてきたわけでもない。

人生百年と言われる時代が近づいている。実際私がかかわっている施設でも、平均年齢は当の昔に九十歳を超え、百歳以上の方が常に数名はおられ、しかもその多くがご自分で歩かれている。

そういったご高齢の方々を診察させていただく中で、常々慮っていることがある。それは方々のお顔が、「年取ったらどんな生き方をしたいですか？」「年を取ると良いことはない、と思いませんか？」と、問いかけられているように思えてならないことだ。

そうだ、眼前の翁の姿は患者さんではない、明日の我が身なのである。

『行かねばならぬ道を如何に歩んでいくのか』

連日のように黙して訴えるその問いに対し、自分なりの答えを出すべきではないか、と今日も鏡の自分に問いかけている。

ご挨拶

不肖自身は、ヤングケアラーの時代を合わせると五十年以上障害者や高齢者の介護や医療にかかわり続けた経験があります。

本書ではこの経験を生かし、超高齢化社会の中にある生き方というテーマに沿って、こころや知性の在り方を多面的に見つめ、私たちの今とこれからを考えてみたいと思います。

宜しくお付き合いくださいませ。

目次

第一章　こころ

私たち人間は精神活動と、その結果表に出てくる手足体の身体活動で生活を送っています。これを大まかにみると、図のように精神活動の**こころと知能**、そしてそこから生まれる身体活動が**行為**となります。これらは連携し、行為とこころが知能を育て、行為と知能の働きでこころが育まれます。また、育まれたこころは次なる知能の獲得と行為の原動力となります。

脳の働きにはこの各々の要素にあたる機能がありますが、神経細胞は単独で働くわけではなく、無数の細胞が連携しながら働き合っています。概念から見たこの関係は、脳の機能解剖でも同じで、こころ、知能、行為の役割を担った細胞群はネットワークで繋がり日頃の生活が支えられています。

ここで言うこころとは、知能以外の精神活動を指し、五感や知的活動を通して得られる外界や体内の変化から来る刺

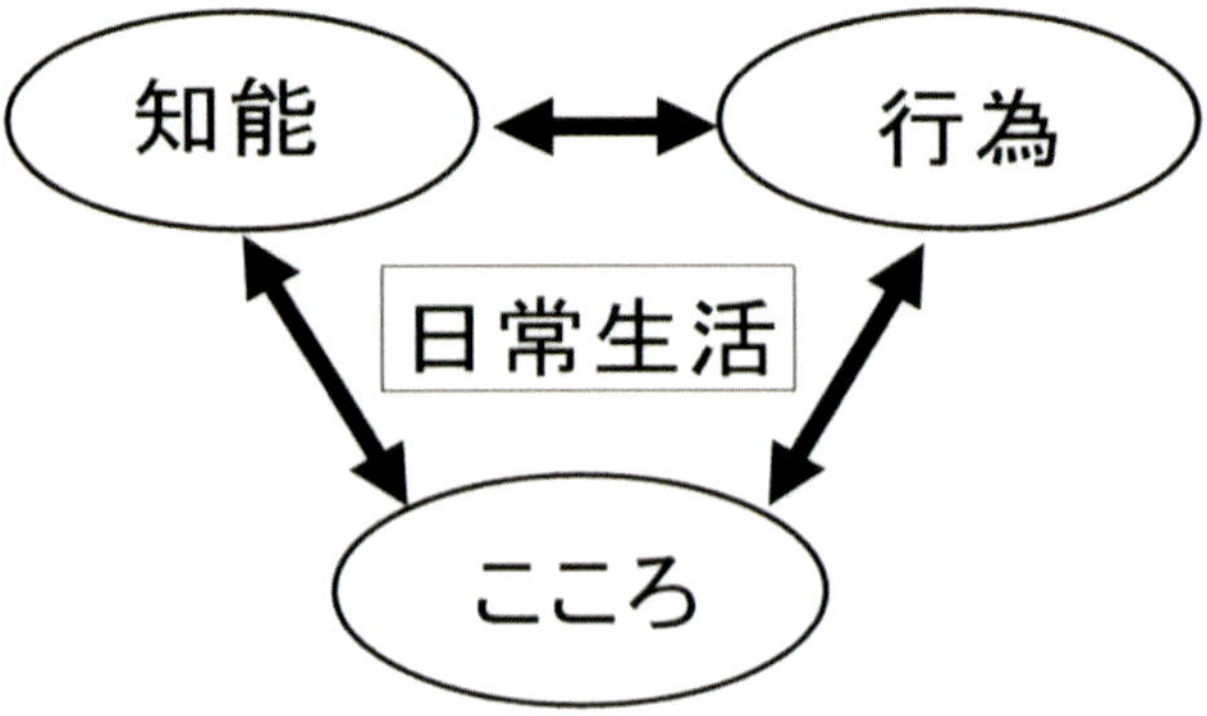

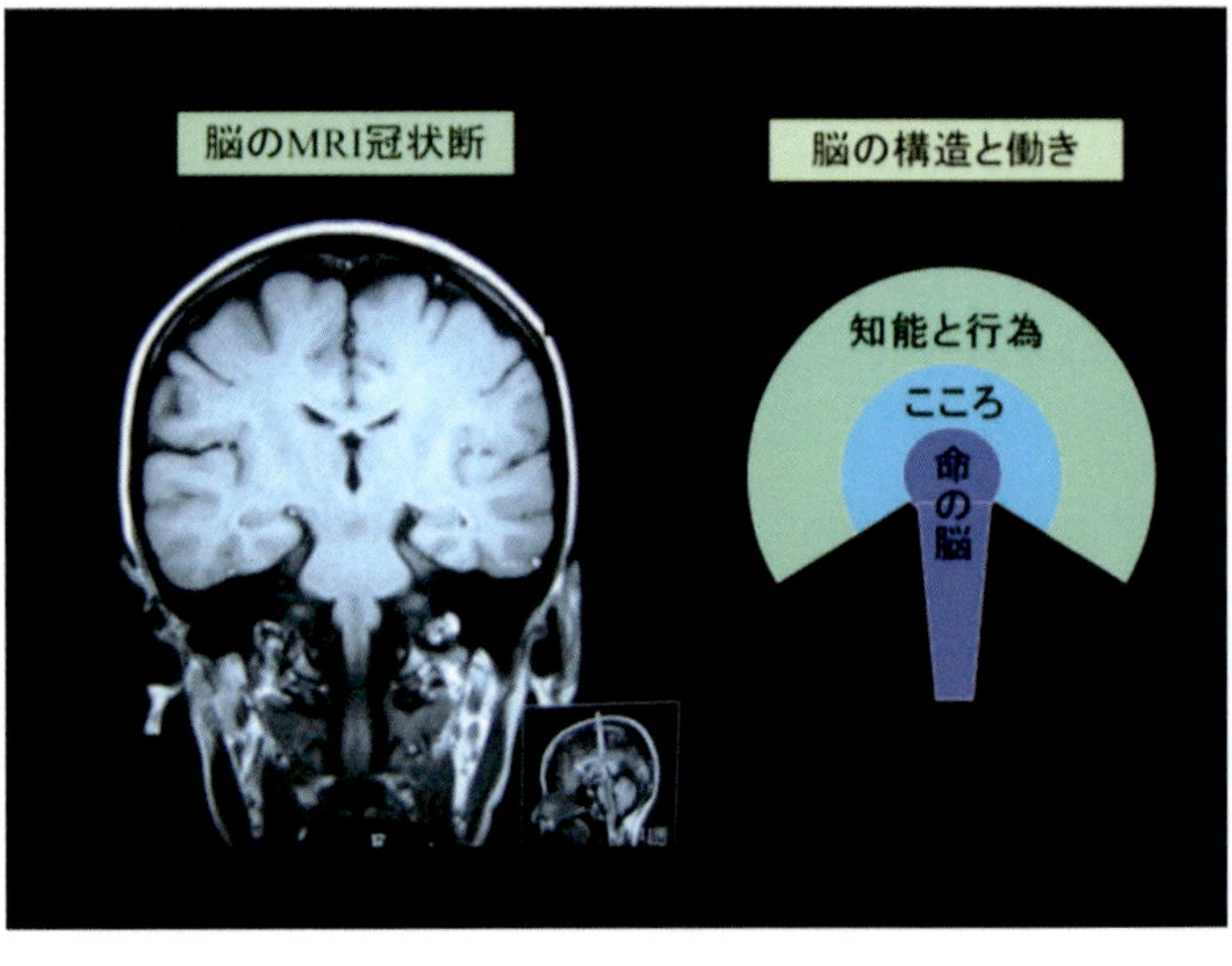

激（情報）によって起こされる主体的精神活動（感情、欲動、性格等）を総称したものであり、いわゆる感じる気持ちの部分です。そして、精神活動と行為により作り出す個性、人となりを人格といいます。

私たちの生活の中で、こころはかなめとして働いているわけですが、先ずこのこころのお話から始めましょう。

１：精神活動について

精神活動は知能とこころで成り立っています。

知能の定義はここでは一般的に捉え、記憶する、思い出す、考え判断する、想像する等の過程を通して問題を解決する能力、とします。

問題解決のため知能が働くには先ず情報が必要です。情報が無いと何も考えられません。情報は五感（視覚、嗅覚、聴覚、味覚、知覚）を通じて集められます。私達はその情報を記憶として脳に蓄え、蓄えられた情報を基に考え判断します。


例えば不燃物がたまってくると、広報や回覧板でチェックしたゴミの日を確認し、分別して準備します。日にちと時間を守らず適当に出したりすると、置き場の近くに住むゴミ奉行のおばちゃんに睨まれるかもと思い、きっちり確認してカレンダーに書き込んでおきます。

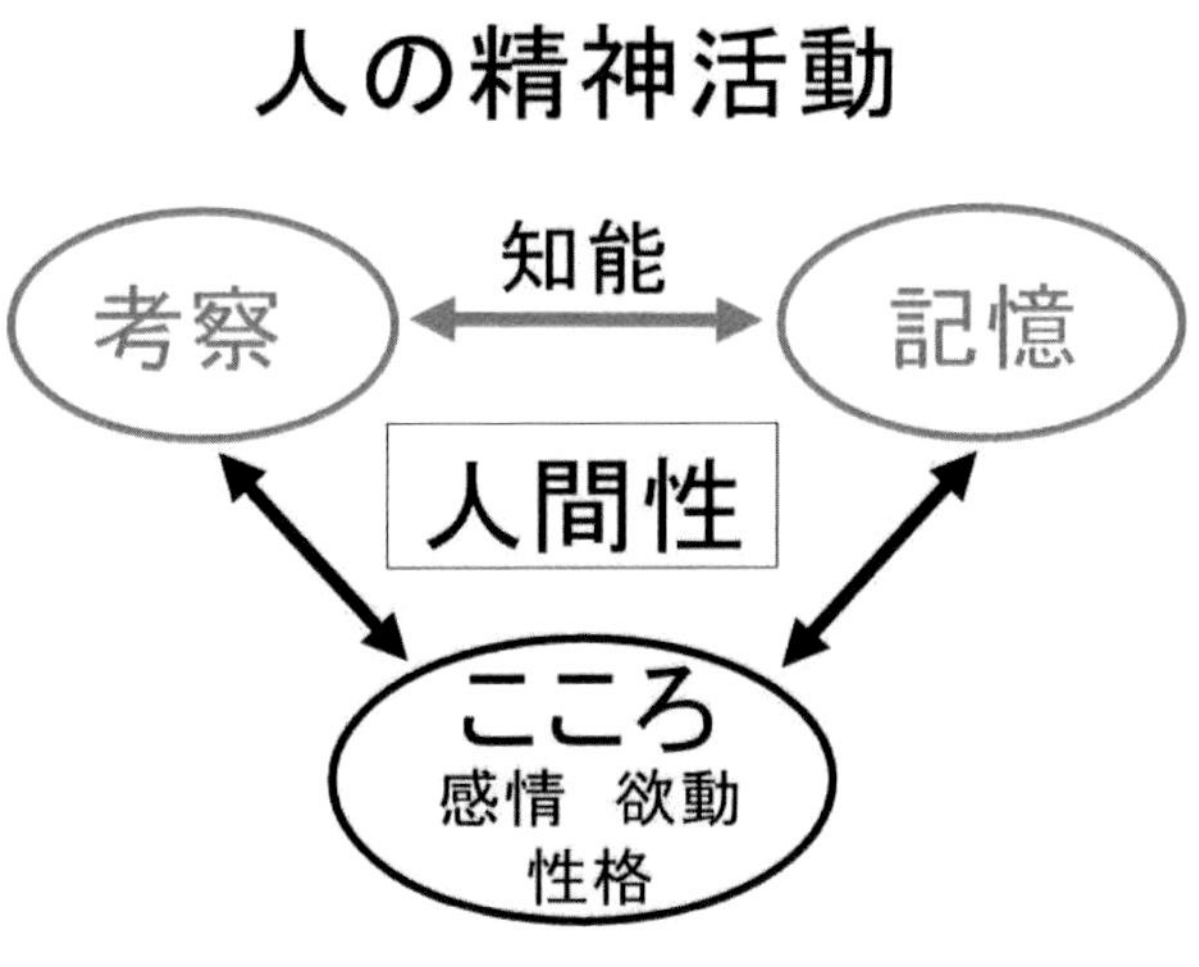

朝から頭ツルツルの天気予報士のおじさんが、「今朝は満点のお天気です。わたくしの頭と同じで光り輝く太陽が拝めますが、バーコードのように所により雨も降るでしょう」と言っていた自虐ネタを馬鹿にしながらも、用心に携帯傘を持って出かけます。夕に思わぬにわか雨にでくわすと、「あのツルピカはげまるおやじ、当たりつき」と、天気おじさんのことを思い出しながら傘をさします。

このように記憶という情報から考察し判断することを繰り返しながら、私たちは日常生活を送っているわけです。そして一般的には、知的活動や情報が刺激となり、順次何らかのこころの働きと行為が引き起こされます。

メジャーリーグで大谷選手がホームランを打つと、「また打ったの、すごいね」と気分がよくなり、次の放送予定を確認したりスポーツ番組を気がけて見たりします。にわかに子供はおもちゃのバットとボールをもちだしポーズをとり、「ショ〜タ〜イム」と言ってお父さんにボールを投げてもらいます。

サッカーワールドカップが盛り上がると、大人たちは日本代表のユニフォームを買いに勢いスポーツ用品店に行き、「高いね、ぼったくり！　けど買う」となります。

アニメを見て火が付けば、聖地巡礼とはるばる旅行。両手を広げてインスタにあげ、関連テーマパークのアトラクションにダッシュし、お目当ての限定グッズを買ってカチューシャをかぶりピースサインです。

日ごろの生活や雑踏の中で、知能とこころの働きはお互いに刺激しあい作り上げられており、思い出し、考え、泣き、笑い、発奮し、行動するといった過程がぐるぐる回っています。

こういった知能とこころの関係で重要な特徴がいくつかありますので、これからその特徴を見てみましょう。

（1）知能の多様性・こころの普遍性

その一つは、知能の多様性とこころの普遍性です。

蓄えられる知識は人それぞれです。国が違えば言葉も違います。教育を受けた人と無学文盲の人、新聞を毎日のように隅から隅まで読む物知り爺さんと白い壁ばかり見させられている入院患者、サラリーマンが営業のために持っている知識と職人が持っている知識の違いなど、脳みその中に収められている情報の質と量は多種多様で個人により異なります。

このため、情報の倉庫である記憶をもとに考察、判断、想像する知能のあり方も当然一様ではありません。知能の違いが、職種や立場の違いとなり社会を作り上げています。基本的教養を受けていればある程度共通点はあるでしょうが、これも通信簿やテストで評価されるようにいろいろ能力に違いがあると決めつけられます。点数は人により違うことが多いですし、テストをするたび点数は変わります。

社会に出れば、銀行員の経理的能力に医師はついていけませんし、大工さんの建築技能はサラリーマンにはありません。国や民族が違うと言語能力に違いがあります。超人的に口の立つ日本のお笑い芸人もアメリカに行けばただの人です。これらは全て知能にはバリエーショ

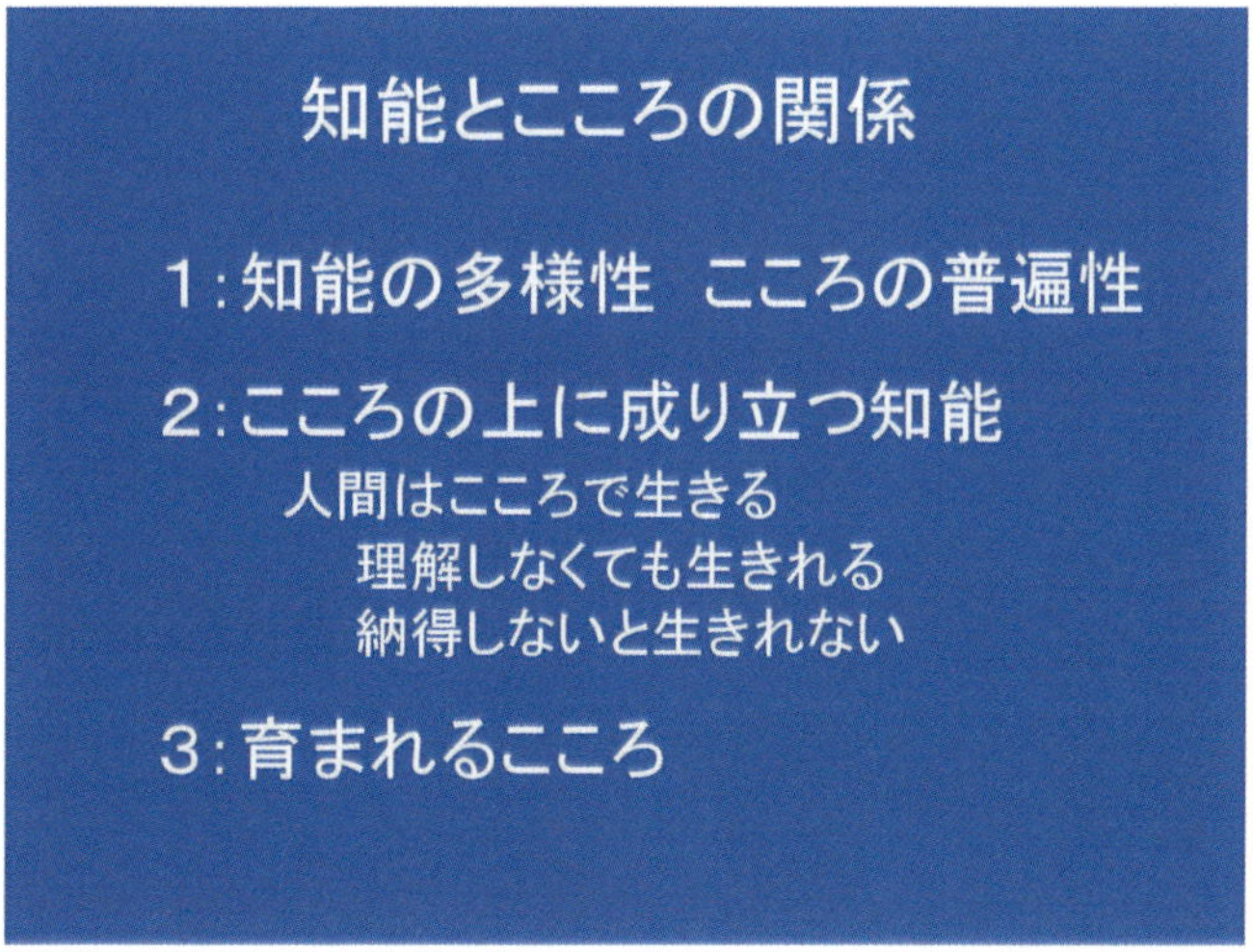
知能とこころの関係
1:知能の多様性　こころの普遍性
2:こころの上に成り立つ知能
人間はこころで生きる
理解しなくても生きれる
納得しないと生きれない
3:育まれるこころ

ンがあり、人それぞれで同じものがないことを表しています。

逆に言うと知能が同じであれば、多様な現代社会は成り立ちません。能力の違いが役割の違いとなっており、混淆とした知の集団の中で私たちは生きています。

こころはどうかといいますと、こころのあり方もいろいろです。気の強い人、弱い人、横柄な人、謙虚な人など性格を中心にいろんな個性があります。ぶっきらぼうにしかものを言えない人がいれば、非常に丁寧な物腰で穏やかに話される方もいます。何かと社会に取り上げられるLGBTQやジェンダーの話題もそうです。

ただどうでしょう、こころの中心をなす感情に大きな違いがあるでしょうか。けなされて喜ぶ人がいるでしょうか。普通に褒められて怒る人がいるでしょうか。きれいな風景や、美しい絵画を見れば心が癒され、病気になったり高い所に登ったりすれば不安になり、おいしいものを食べれば幸せを感じ、嫌味を言われれば腹が立つ。その程度に若干の個人差はあれ、ベクトルの方向と大きさは、ほぼ同じではないでしょうか。

小学生でも会社の社長さんでも、車に轢かれそうになれば恐怖感があり、快晴の青空を見ればすがすがしく気分が良くなります。欲動も同じことが言えます。社会的欲求には個人差がありますが、性欲、排泄欲、睡眠欲、食欲などは誰にでも必ずあります。病的状態でなければ無い人はいません。

知能が個人により異なり多様であることは、裏を返せばそれはいろんな知能のあり方があっても生きていけることを意味します。一方こころは欲動が生命の維持や種の保存と直接関わりがあることでも分かるように、いろんなあり方があっては困ります。食欲がなければ食事をとろうとするでしょうか。性欲がなくて子孫を残せるでしょうか。食べなければ死んでしまいますし、性交がなければ種は保存できません。感情も同じことです。死ぬことを怖がらずに喜んでいては、命は永らえません。家族への愛情や友人との友情が無ければ人は守れません。

こころの表現の一つが顔の表情だとすれば、その表情から読み取れるこころのうち。その表情の読み取られ方が大きく異なることがあるでしょうか。人種や民族が違っても、地球上に何十億と人がいても、不安な時は不安な顔つき、嬉しいときはときは喜んだ笑顔、悲しいときはうつむきがちな目線、怒ったときは目をむき口元が緊張します。ですから喋らなくとも言葉が分からなくとも、表情一つで旅行はできる、と言われたりします。

普遍だからこそ万国共通、それがこころです。

このようにこころのあり方には、万人に共通し生きることに関連が強いからこそ普遍的側面があります。高度文明社会で生きる私達のありさま、そこには多様なあり方を許される知能と、逆に多様性を許されない部分を持つこころが見えてきます。

ホモサピエンス（賢い人間）というからには知能に目が行きがちですが、ぶれないのはこころであり、人間はこころの動物であると言えるのです。

インサイドストーリー

『怒る動物』

ホームドラマを見ていた。

わが子を、それはそれは慈しんでいるお母さんが、晩御飯を作って心配しながら息子の帰りを待っている。時計は夜の九時をまわっていた。だが息子はなかなか帰ってこない。連絡もない。彼の大好物の鶏のから揚げも、すっかり冷めてしまった。

十時過ぎ、ようやく帰ってきたと思った息子はしかし、ひとこと「ただいま」と言ったまま自分の部屋に入って戸をバタンと閉める。母親が部屋をのぞきながら、「ご飯は?」と聞くと、息子はそっけなく、「いらない」と言って雑誌を見ている。息子は息子で自分なりに考え事があるのか、目線はそぞろである。

　すると彼の生返事に母は焦燥を隠せず腹を立てる。

「あのね、こんな時間まで何処行ってたの。遅くなるならなるで、ちゃんと連絡ぐらいしなさい。帰ったら帰ったで、勉強もせずに、変な雑誌ばかりみて」

　この後の返す子供の言葉は、お決まりの一言である。

「うるさいな、もう」

　その後も定番である。

「うるさいじゃないでしょ、心配して言ってるのに!」

「誰が心配してくれって言ったよ」

　火に油を注いでヒートアップは続く。

「親に向かって何!　そもそも、あんたが悪いんでしょ!」

「だまれ!　ババア!」

「ババアとは何!」

　実際はより辛辣な会話となるのであろうが、ドラマならずともよくある展開である。

　主体の存在を脅かされ不安を感じると、主体を守ろうとこころが動く。攻撃は最大の防御なので、怒りとして対象を攻撃する。怒りは基本感情（後述）であり、己の存仕のためにあるわけだから、他を否定してでも自身を守ろうとする反応である。

個の否定はもちろん、事細かに指示されることも主体が存在しないに同じであり、主体を否定はしても肯定することはない。世間の人間関係と比べると親子間の垣根（理性による抑制）は低い。だからイライラは怒りとなりやすい。当然、その瞬間に共感はない。

職場でも同じことだ。怒っている人間に対し共感はない。共感が得られなければ明日には繋がらず、問題解決にならないどころかハラスメントにもなり、新たに問題を作ったり離職者さえ出たりする。だから古の昔から、「怒りは押さえるが肝要」と諭されてきた。

事あらば、「主体に投げかけよ、そして共感せよ」である。

ドラマでは、しばらくして冷静を取り戻した親子。

その後わが子を支えようと、親心が涙に変わり声を震わせながら言う。

「話も聞かずに、お母さんの言い方も悪かったわね。あなたの人生だから……自分で考えてどうしたらいいか、わかったら教えて

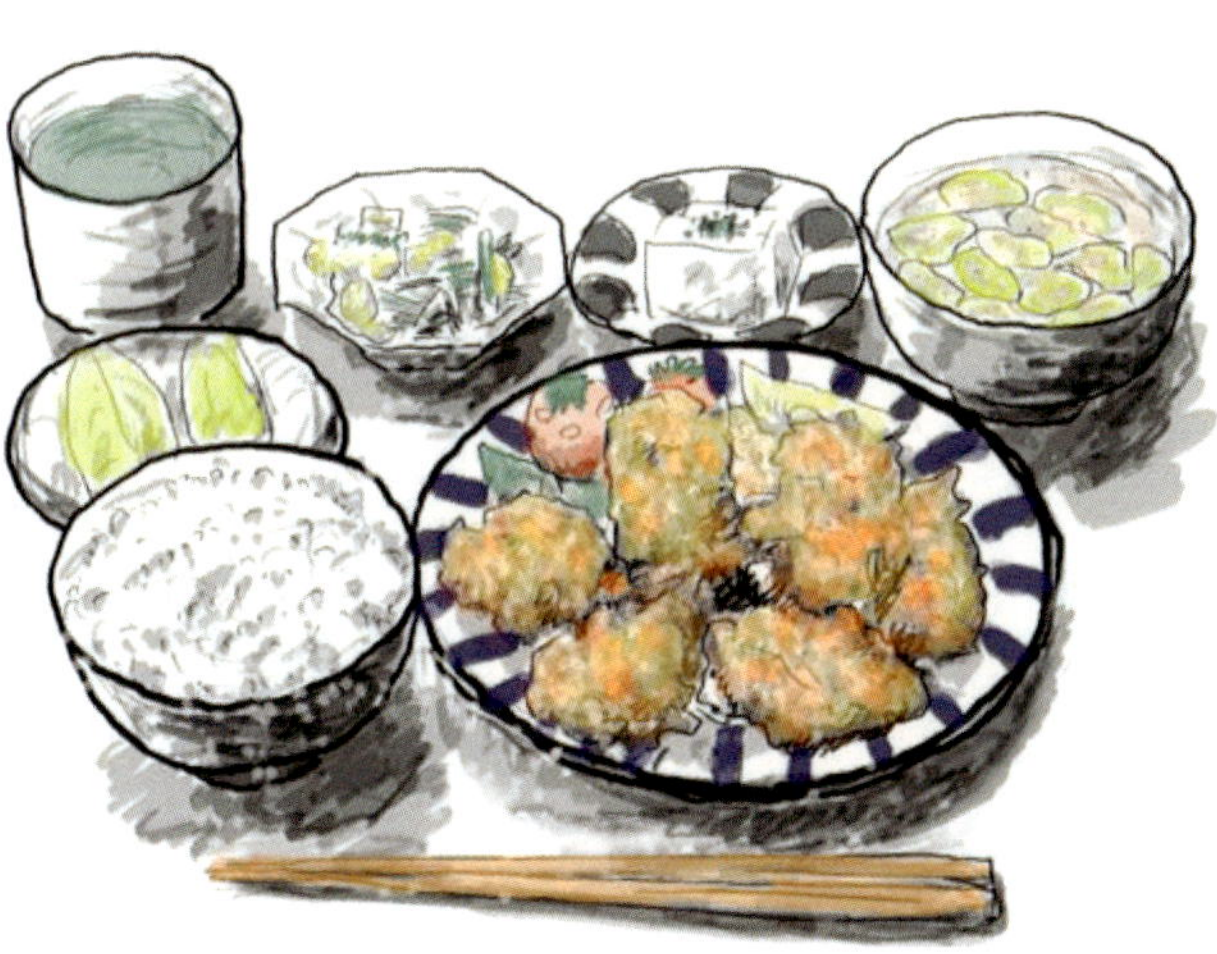

頂戴」

遅くまで起きて心配してくれていた親の気持ちを察し、息子も感謝と反省の気持ちが涙となり、ぼそっと言う。

「ごめん、母さん、心配かけて……ありがとう」

見ていて最初はイライラしていた私も、気が付けばこころをうつされ目頭が熱くなっていた。

（2）こころの上に成り立つ知能

次に重要なことは、知能はこころの土台があって、あるいはこころが中心となって存在するという点です。

知能がどんな形であれ、こころは刺激に反応し感じることができます。アフリカの原住民でも東京のサラリーマンでも、目で見て聞いて触って何かを感じています。そこに知能の違いは関係ありません。

一方知能は気力や集中力や興味がないとまともに獲得できません。嫌々やらされても一向に効率は上がりませんが、モチベーションが上がれば疲れていても平気で課題をこなします。子供は知識を体得する喜びを知ると、誰に教えられるわけでもなくどんどんその能力を伸ばしていきます。

『好きこそ物の上手なれ』と言う様に、知能はふさわしいこころの状態に支えられて獲得できます。こころは人間の生きる礎でありエネルギー源ですから、そのベクトルの大きさと方向は知能の向上や生き方に大きく影響し、さまざまな知能や人生へとつながります。その意味では、知能を育てる環境よりもやる気を育てる環境が重要といえます。

やる気は明日につながるこころです。明日につなげられれば、今日はだめでも次には改善できます。そしてその先は自己実現が待っています。

ですから、万事に通じることですが、間違いを指摘するばかりでなく、個の主体に投げかけ気付いてもらう配慮（人に言われれば腹が立つが、自分で気付けば腹が立たないに同じ）。あるいは共感し光を当ててあげられる周囲のやさしさが、実を結ばせる道を開くことになります。このことはわたしたちの職場でも家庭でも同じですね。

・理解と納得

このような知能とこころの関係は、日常にある「理解」と「納得」の違いにも見て取れます。

私たちの生活に上ってくる諸事。それは理解しているしていないに関わらず生きてはいけますが、納得できないと健全に生きていくことはできません。

物理・数学を理解してなくてもパソコンが使えなくても、自分の好みの服や家具を揃え、好みの音楽を聴き、親しい友人と時間を過ごせれば自分らしい生活を送ることができます。しかし、何がしかの問題が生じたとき、話し合いで理解できたとしても納得していなければ、次につながる解決にはなりません。

「あなたの言っていることは解りますが、私は納得できません」となると話は次に進まないのです。

理解は頭で考えてうなずき、納得はこころがうなずくものです。

一昔前の話となりますが、医療の世界では臓器移植に関し死生観の違いから来る脳死問題がありました。今の医学では脳死に至った方を心臓死から救うことは出来ません。ですから脳死はいわゆる死であるとする見解と、日本人にとっての死の意味を考えると、脳死は死ではないとする見解との対立が見られました。脳死状態が百％心臓死に繋がることは現状では事実ですし、その根拠も示されています。この事実がある中、反対された方は脳死を死であるとした意見が理解できなかったのではありません。死の捉え方は人さまざまであり、その個人が納得できる形でないと、受け入れられないということです。

日本人には死をプロセスの中で段階的に受け入れ納得してきた死生観があります。血圧が下がり、呼吸が弱くなり、脈拍が触れなくなり、肌の色が変わり、心臓が止まって次第に冷たくなる。「死に目に会えて良かった」とか「間に合わなかったわ、残念」などのお話がよくされます。そして、自宅に帰られるときには、ご家族がご遺体に声をかけながらお帰りになる。

神道でも仏教でも亡くなった後は、お通夜・葬式に始まり五日祭、五十日祭、一年祭、五年祭、十年祭、或いは初七日、四十九日、初盆、一周忌、三回忌、七回忌、十三回忌と時間をかけて何度も法事や供養を行います。こういう時間的経過の中で死を受け入れていきます。死はその時点だけで理解できるものでは無く、時間をかけないとこころが頷かない、納得できない、受け入れられないものなのです。ですから脳死は理解できない死ではなく、納得できない死といえます。

理解と納得に関し少し視野を広げ、文明と文化の合理性と非合理性からみてみましょう。

前述の宗教行事や年中行事、風習や慣習は国や民族によって異なります。それはその土地の風土の上に人と人とが手をつなぎ合い、共感という輪の中で生み出された文化です。例えば日本では、お辞儀に始まる礼儀作法や神道にみる二礼二拝一礼、あるいは冠婚葬祭でとり行われる地域ごとの慣習や風習など、日本人らしさという文化を形作っています。それは理屈ではなく、土地柄や四季の移ろいなどその風土で生かされていることへの感謝や、畏敬を感じるこころに始まりました。これらは土地の人々が納得できる形へと具現化され、行為や環境づくりとなったもので、非合理的な側面（合理的価値判断からは無駄と言える部分）を多く含みますが、それがないと自分たちらしく生きていけません。

その一方、文明化によって作り上げられた現代社会は、人類が頭で考え合理的な方法で形作られています。ただ、私たちはこの文明化の具現を、なぜどうしてと理解していないと生活が送れない、というわけではありません。スマホやパソコンの使い方がわからなくても、車が運転できなくても生きていけます。信号機にどんなシステムがあるか、或いは電気水道インフラが如何に生み出され、如何に私たちの生活に行き渡っているか。知らなくても分からなくても生活はできます。或いは百年前に生きた人々が、今のような文明化社会が無かったが故に、その人たちらしく生きる事ができなかったというわけではありません。

要するに、文明の合理性を追求しなくても生きてはいけるものの、納得できる文化がなければ、私達は私達らしく生きてはいけないということです。

日本人は海外旅行が大好きです。旅行中、周りが英語ばかりで最初はハイな気分になりますが、そのうち日本のニュースや活字を見たくなります。外人に囲まれ過ごしていて、久々に日本人に会って日本語で会話ができるとほっとします。旅行が長くなると日本食が恋しくなり、「うな丼が食べた〜い！」「わたしはお寿司とおうどんがいい！」とか言います。自宅に帰ってくると「わが家が一番」とか、湯船につかって「やっぱり日本がいいよね」となるわけです。

習慣や文化にあるなじみや納得できる自分達らしさ、うなづくこころが私たちを支えています。

インサイドストーリー

『高校生クイズ』

高校生の時、友達からパッと一枚の紙を渡され、あるクイズを出された。

その紙切れには、なんだか奇妙な形をしたビールジョッキが２つ描かれてあった。一つは台形状のジョッキ、もう一つは菱型のジョッキにビールがなみなみとつがれてある。絵では片方のジョッキにビールがなみなみとつがれてある。描かれた紙を差し出した彼が、「このビールをね、二人に平等に公平に分ける方法ってわかる?」と聞くのである。はて? 形がこんなに違うのに、どう測って等しく分ける? 問題なく? 秤はないし、ほかに道具はないという。数学、物理のやり方で、そんなにきちっと二等分する方法はあるんかいの? と、ない頭で首をかしげながら考える。途中から近くにいたほかの友達も一緒になって、出された紙を透かしてみたり折りたたんでみたり、「えぇ?」「はぁ?」「へぇ?」である。言葉にならない声は出ても答えは出てこない。糸口さえつかめない。

我々のへの字口に眉をひそめた顔を見ながら、隣で問題を出した彼は、「わからんやろ」とでも言いたげな顔で、眉を吊り上げニヤニヤしている。なんかいやらしい。

で、もういいね、という雰囲気が出たところで彼が言う。

「どっちか一人がね、自分はこれで良いこれで平等、という量まで別のジョッキにビールを移すんよ。それでな、もう一人が、こっちでいいと思う方のジョッキを選ぶわけ。それで二人とも不公平と思わずに納得できて平等」

クイズの意味を理解せず、算数理科の世界から抜け出せず、とにかく分ける手段ばかり考えている人間には分からないわけだ。

ちょっと苦々しく思いながら「ああそうか、なあんだ」と納得した思い出であった。

・宗教とこころ

宗教がこの世にある理由も、こころにあります。

人間は意味を生きる動物であるとよく言われます。これは意味付けすることができれば、それが知的欲求を満足させ納得するこころを持つ動物であるということです。どうして病気をするのか。どうしてボケるのか。どうして星は瞬くのか。何故台風が発生するのか。あるいは、株価の変動が何を意味するのか。何が地震の前兆の意味を持つのか。何故、どうして、その意味するところは……。

一つの出来事があるとそれに意味をつけ、最終的に納得しようとします。この知的満足を求めるこころ（高等感情）を持つが故、知能を発達させ今の人類に至りました。言い換えれば、こころがうなづく（人としての存在の質を感じる）ためには、物事に意味を持たせることが必要な動物なのです。

一般的に大抵の物事には理解できる意味があり納得することができます。しかし、時には考えても意味を見出せず納得できない出来事があります。不慮の事故にあったり、地震で倒壊した家屋の下敷きになり亡くなったり、あるいは健康そうな方が突然他界したり、子宝に恵まれなかったり、天変地異が連続したりなど、理解に苦しむことは意味を生きる動物のこころのあり方に是とされません。

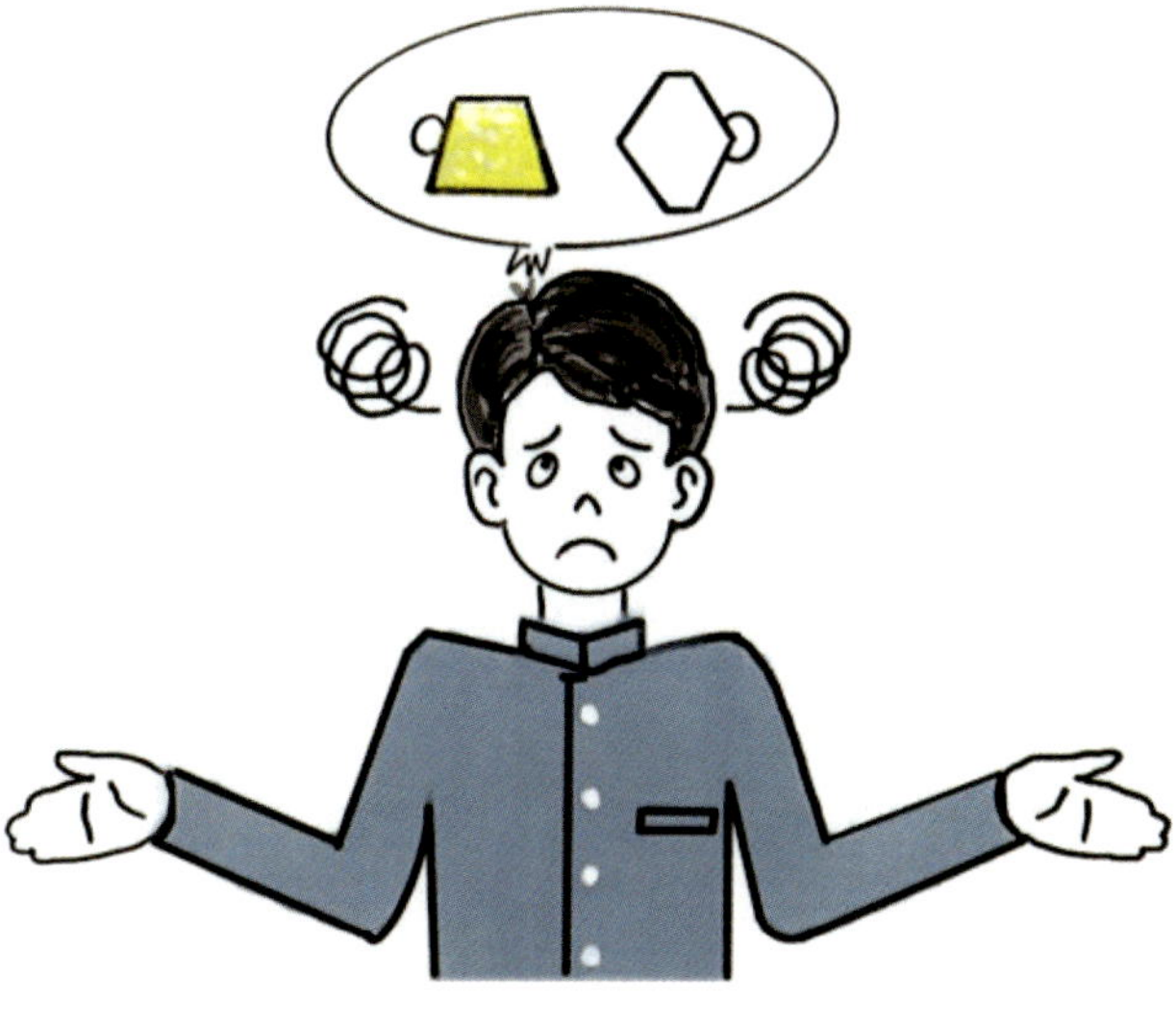

この理解できない出来事に意味を持たせ、納得に導くのが超自然的思考です。

例えば続けざまに災難に見舞われると、「なんで、どうして自分がこんな目に……何かの罰？　いや、これはきっと神様が与えた人間として成長する試練だ」と考えたりします。

おばあちゃんの墓前でお孫さんが拝んでいて、偶然手にとまった蝶々がじっとして動かなかったりすると、「これ、おばあちゃん？　おばあちゃんが来てくれたね」と言ったりします。

あるいは、蜃気楼やダイアモンド富士など摩訶不思議な現象に神秘的感情を抱くなどといったこともあります。

台風や雷にあったり干ばつで農作物が不作になったり、月食が起こったり。今でこそ、なぜ？　どうして？　は解明されており、理解されています。しかし古代の人たちには分かりません、現象が理解できません。どうにかして意味を見出さなくては不安になりますし、何より知りたいこころを持っています。しかし、それを知る術はありません。そのため、これは人知を超えた存在（神様）による怒りであるとか、死者や亡者の魂の叫びであると意味を持たせ、奉り鎮めるために社を立て供物を供え踊りを奉納し、さらには生贄を捧げるなどの祭りごとを行いました。

このように普通の理屈で考えても理解できないことは、超自然的思考によるしかなく、超自然が成す意味の蓄積が拠り所となりストーリーとなり、信仰や年中行事の始まりやその修飾となっていきました。

・経済とこころ

日本の高度経済成長もこころが支えてきました。

近代化を推し進めるには、効率や能率を重視した合理的考え方に重きが置かれます。しかしＮＨＫ放送文化研究所が行った意識調査で、日本の職場では情緒的価値観が重視され続けてきており、日本の発展が能率重視とは異なる非合理的推進力によってなされてきたとしています。

その調査では、組織の中で仕事をする際に好ましい仕事のパートナーを選ぶ質問で、「多少能力は劣るが、人柄のよい人」を望んだ人が全体の七十％余りであったのに対し、「多少つきあいにくいが、能力の優れた人」を望んだ人は約二十五％にとどまったとしています。また、当然能率よく進めなければならない会合の進め方についての質問でも「むだな話を抜きにして、てきぱきと手際よくみんなの意見をまとめる」と「世間話などをまじえながら、時間がかかってもなごやかに話をすすめる」がほぼ同数か、やや後者が上回るとのアンケート結果が出ているのです。

世のオヤジたちが懇親会の時、「さあみんな、飲みにケーション飲みにケーション」と本人は気を利かして言ったつもりでも、実は周りからはドン引きされたりもしますが、言うなればみんなで一緒に一致団結の精神といったところでしょうか。この結果は二十五年間で計六回行われた意識調査でその数値がほとんど変動していません。

高度経済成長期を支えたエネルギーは、団結力や「和」の精神、家族主義に代表される

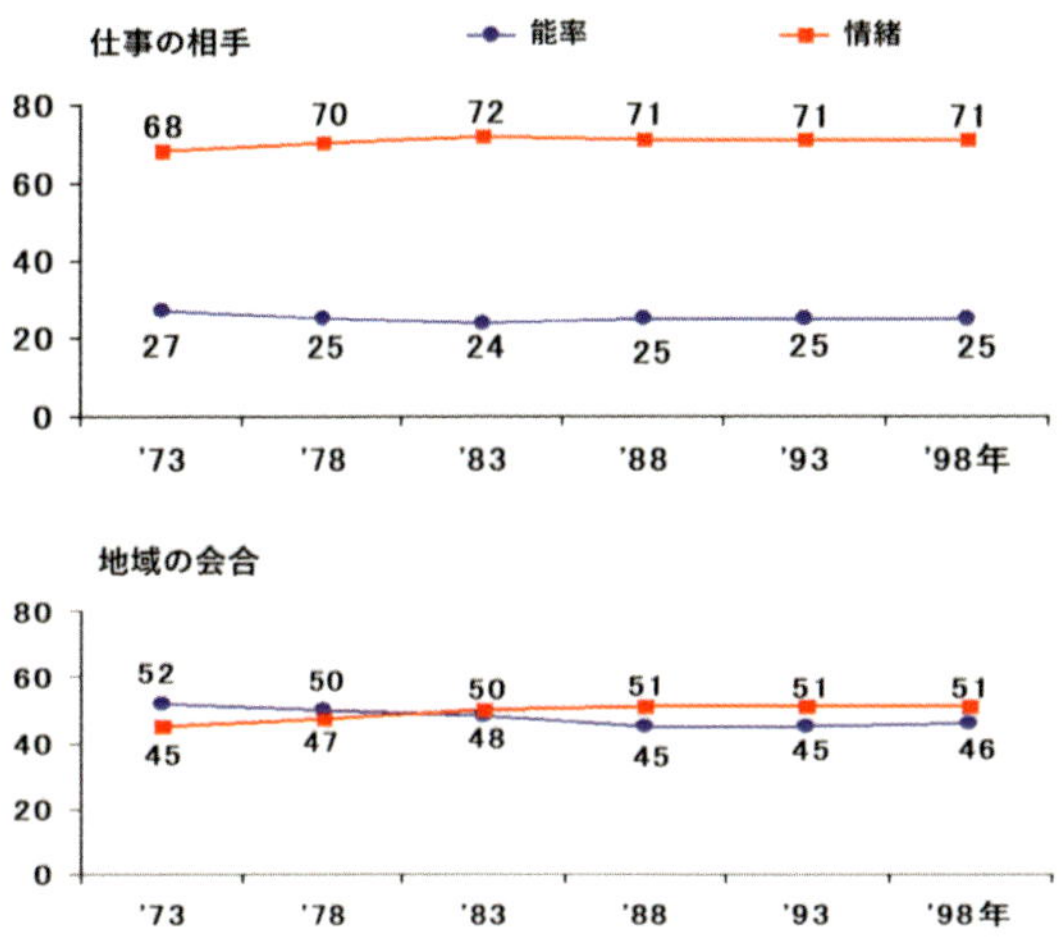

ＮＨＫ放送分化研究所（編）：現代日本人の意識構造　能率・情緒志向より

日本民族の情緒的特長にありました。
共感の輪、そのための無用の用を日本人は大切にします。これも私たちの文化です。

インサイドストーリー

『うつす動物』

時々家内に頼まれて、朝ゴミを出しに行くことがある。

私は日本のごく普通のオッサンなので、家内が持っているような向こう三軒両隣みなさんお友達、といった社会性を持ち合わせていない。しかし一日の始まりは気持ち良くスタートしたい。だから路上で出会った人には出来るだけ元気に、「おはようございます」と挨拶する。

するとたいていの人は面識がなくとも同じ調子で、しかも同じ大きさの声で反響するように、「おはようございます」と挨拶を返してくれる。お隣さんには、「今日はいい天気ですねえ」と言うと、「そうそう、晴れるとほんと気持ちいいね」と言葉を返してくれる。

子供の頃は、大人たちはどうしてあんな分かりきった当たり前のことを毎日毎回言い合うんだろう、と不思議に思ったものだ。

ところ変わって病院での外来診察。初対面の憮然としたおじいさんに向かってニコッと微笑んでゆっくり会釈し、自己紹介して手招きしてみる。次の瞬間、緊張と不安で硬くなっていた相手の表情はあっというまにほぐれ、ニコッと笑顔を返して話しが始まる。そうすると話を切り出しやすくなったり、説明を好意的に解釈してくれたりする。

仕事仲間でも同じことだ。「おはよ、今日の服似合ってるね、いい感じ」とか「髪型、カッコイイ」で始まれば、気分もよくなる、仕事も進む。逆に難しい顔をしていると、やはり相手も難しい顔になる。念仏合戦だ。すっきりいかない、事は進まない。

人の顔は表情に富んでいる。高等哺乳類の中でも、表現する力と読み取る力は抜きんでている。だからこころをうつし合うことができる。

表情は自身には分からない。それは自分のためでなく、相手のためにある。相手は微妙な表現の変化を読んで、こころをもらう。もらったこころを自分なりに味わい消化し、自分のこころとして残す。

だから世間一般に「病気はうつる」とよく言うが、「こころもうつる」と言われるのだろう。

私たちは、日々こころをうつし合いながら生きている。

顔の中でも、目は特に力を持っている。目は口ほどにものを言う。人間以外の哺乳類は白眼（しろまなこ）がほとんどない。だから少し離れただけでも、その動物がどんな表情をしているのか、どちらを見ているのか、はては個体間の区別さえつかない。

野生で人のような白眼があれば、狙う獲物、逃げる方向、意図を

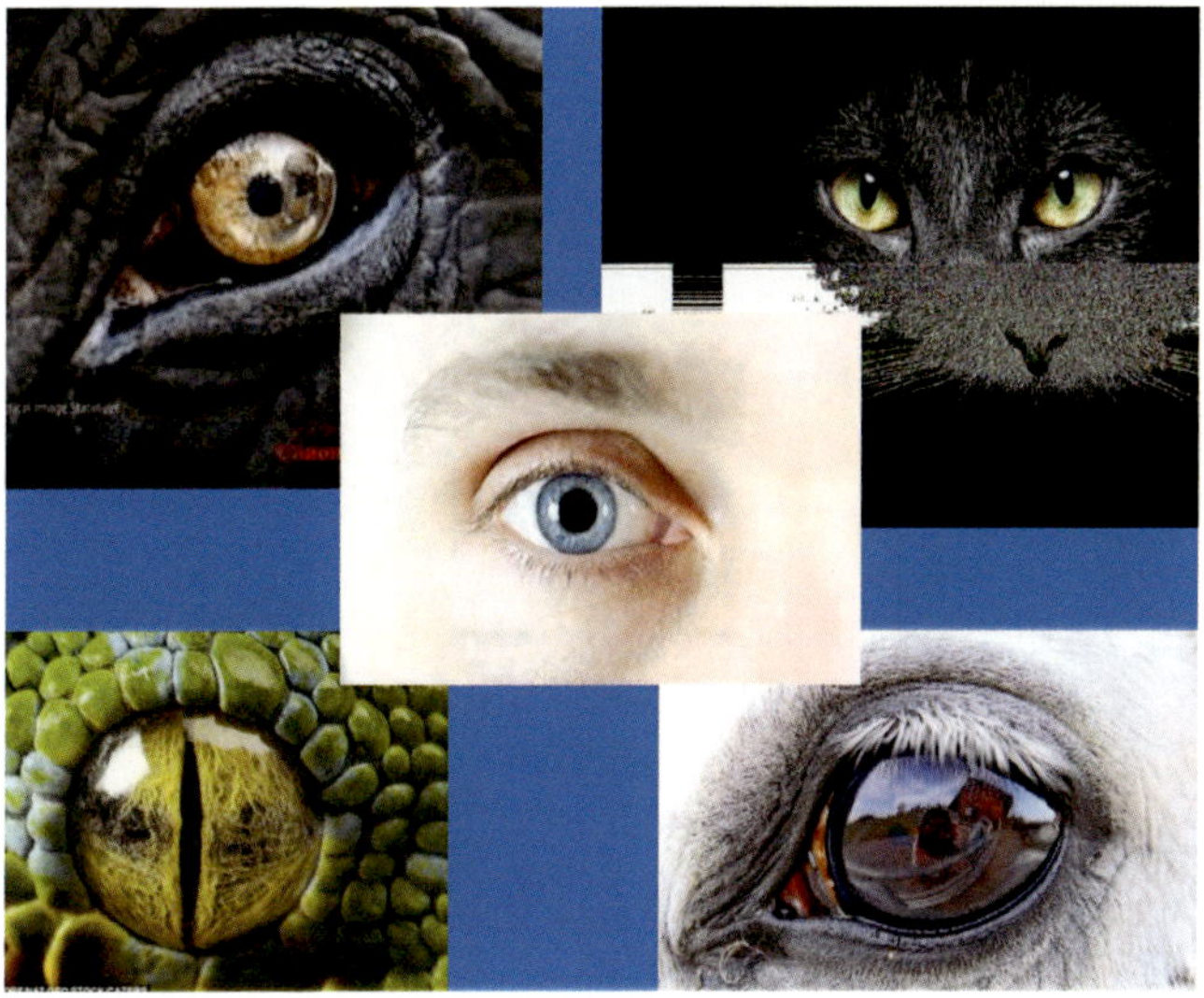

読み取られ生きていけない。そのため白眼が少ない、あるいは白目の部分が黒くなっている。

一方人間は命をかけてでも、他の個体に意思やこころをわざわざ読み取られるよう表情筋を進化させ、目は白眼を作ってきた。だからコミュニケーションするため、こころをうつし合うため、生まれてきたともいえる。

いい加減コロナをうつされ、てんやわんやの大騒ぎをしてきた。病気をうつされるのはもうごめんだ。だからこれからは、今生きている喜びや元気に働ける幸せをうつし合い、こころの輪を広げる、そんな時代を生きていきたい。

それが人類の選んできた道であり、わたしたちが生きる意味でもあるから。

（3）育まれるこころ

最後に重要なのは、こころは知能と行為（経験）によって育むことができる点です。

感情は、ある情報が個体の命にとって好都合か不都合かを気持ちとして意識に上らせています。（後述）それは普遍的な基本感情としてまとめられます。一方、こころの中にも個人差ができやすい部分があります。前述しましたように知能には個人差があるわけで、知能の影響を受ける感情を人間は持っているからです。これを複雑な感情あるいは、高等感情（情操）と言います。

この感情は、個人の生活の質や生き方や個性にかかわってくる要素が多く、一般的には趣味や嗜好に関する感覚、あるいは美的感覚やセンスの違い、人間関係に必要な協調性、思いやりや博愛精神、社会性に必要な倫理観や道徳観などが挙げられます。そしてそれらが統合され、結果として意識（覚醒度の意識ではなく、価値観や認識や考え方）や人格、生活の豊かさに関わってきます。

高等感情が人格を形作るには、ある種のパターンが必要となります。それは好みや嗜好にその人らしさがあるということです。

例えば、服装に見る流行やマイブームはそのパターンが繰り返されます。個人の好みは即時的にころころ変わったりしません。黒が好きな人は、黒い服を中心に選びます。スカートよりもパンツが好みの人はその服装が多くなります。帽子が好きな人は何種類も買い求め、よくかぶります。そこに自分らしいスタイルを見出しています。

日ごろから几帳面で生真面目な人が、ある日突然粗暴でだらしなくなったりしません。どんな状況であっても素振りや身なりを見ると、その人の価値観や性格が分かるように、そこに再現性があります。

グループで問題を討論するとき、機先を制してイニシアティブをとる人はだいたい決まっています。その人は、そこにプライドや責任感やアイデンティティーを感じています。

このように、高等感情にもパターン化された部分が見られ、繰り返しが結果的にその人らしさや人格となります。日常の中で高等感情が湧きあがるとき、そこに至るには、いきさつや経緯があります。

例えば災害時のボランティア活動。知性が未熟な幼少の頃に、人道行為に対する価値を感じ意識する子供はいません。その活動の参加に至るには、災害が起こった悲惨な状況を知るに始まり、そのことが自意識を刺激し、自分自身の存在意義を考え、日ごろの行為に思いをめぐらし、人によっては過去の自身の体験や思い出、あるいは父母の教えを思い出したり学校での社会教育の経験を思い出したり等々、感覚、認知、知識、経験、体験などの要素を脳の中で処理し、何かができるのでは、何かしなければと思い始めているはずです。（この点基本的感情は生命の継続にかかわることで分かるように絶対的意味合いがより強いため、高等感情ほど種々の要素に影響されることはありません。より短絡的なネットワークといえるかもしれません）

経験という活動の中で脳の精神活動は、記憶（パターン化）されていきます。人間性を大きく左右する高等感情は知的活動と行為により脳の神経細胞の相互作用の結果、規則的な活動となり形成されていきます。それは、経験からくる感情の記憶の積み重ねです。

　ですから豊かな高等感情を持ってもらいたければ、一生のうちで最も神経細胞のネットワーク形成が盛んな幼少期に、知識の詰め込み教育ばかりでなく、体験や経験学習に、より多くの時間を費やすべきです。そうでなければ、高等感情は知っているだけの感情にとどまり行為に至りません。

　老人に優しくしないといけませんと口先だけで何度教えても、実際の社会に出て親切な言葉や行為は継続しません。戦争はいけないと言っても、実感のない世代はすぐにご都合的な好戦論に気持ちが傾きます。生きることや生かされている喜びを机の上でいくら教えても、その感謝の気持ちはすぐに薄れ、虐待や陰惨な行為にいたる自分勝手な行動へとつながります。

　皆さんご周知の通り、人間は忘れる動物ですから。


　話がしつこくなりますが……。

　高等感情の形成は、記憶で例えればエピソード記憶（後述）がこころに残る過程に相同します。子供の頃、あれほど習った国語算数理科社会。その知っているだけの意味記憶（後述）は今となっては雲散霧消です。それに比べ、たった一度だけでも家族で言った旅行のことはよく憶えています。そこには、感覚、考察、判断、行為など精神活動と経験を形作る要素が全て盛り込まれています。

　出来事を思い出すと感情が沸き起こり、一人泣いたり笑ったり物思いにふけったり、或いはその体験が将来の行為に繋がることさえあります。幼少のときに父親の仕事ぶりを聞いて見て体で感じ経験すると、子供は「お父さんのような仕事をしたい」と言います。夏休みの体験学習で病院や施設を回ると、「将来は人の命を助けるお医者さんになりたい」とか「理学療法士になりたい」などと自分の将来像を描きます。

幼少時に家族や自分が病気や障害を抱える体験を持つと、「人の痛みが分かる人間」「思いやりのある人間」という人格や生き方の信念を作り上げます。一度だけであってもエピソード記憶がよく頭に残っているのは、そこにストーリーがあり体験があり、その結果具体的精神活動（感情）が記憶されるからです。

物の豊かさが人生の豊かさだとばかり慣らされ、時間の流れに追われている私たち現代人が、忘れがちなこころの育成と醸成。

心構えとして、忘れず持ち続けていたいと思います。

インサイドストーリー

『デコポンのりこ』


家内がフーテンの寅さんを見て笑っている。

彼女は『男はつらいよ』シリーズが大好きだ。子供のころ家族みんなとよく見ていた、と話を聞いたことがある。そのたぐいの人情物はおしなべてお気に入りのようで、似たような番組を見ては泣いたり笑ったりである。そういう目で見みると、彼女の実家の親族は人情深い人が多い。義父や義母も、義兄や義姉も、穏やかでやさしく包み込むような笑顔が印象的だった。育てられた環境も推して知るべしであろう。

休みの日に姿がみえず園芸でもしているのかと思っていると、隣の部屋から「フッフッフ」笑い声が聞こえる。あぁ、また寅さんか、と思ったらそのうち不思議に笑い声がしなくなる。しばらくして、おもむろに私のいる居間の戸を開けると、目を細めて顎を挙げ、澄まし顔のつもりなのか何なのか鼻の下を伸ばし、まるでカピバラのような顔をしてお出ましになる。どうもご観覧のうちにうたた寝し、トイレに行きたくなって目を覚ましたようだ。

起き上がった彼女の髪型は、どう見ても寝癖がついているように見える。頭のてっぺんがボコッと盛り上がっており、まるでデコポン*みたいだ。ところが彼女に言わせると、このデコポンスタイルはお好みの髪型で、彼女なりにセットしているのだという。

前髪はというと、おでこにくっつけるようにセット? してある。まるで海苔がぺったりくっついているみたいにみえる。これまた彼女が大好きな海苔弁当と関連しているのだろうか。

そこで私は彼女のことを、『デコポンノリコ』とか、短くして『ノリちゃん』とか呼んでいる。そうするとたいていの場合、ご機嫌はよろしい感じでいってくれる。

一昨日も「晩御飯は?」と聞くと、「今からノリちゃんが作るところです」と自ら名乗っておられた。どうも、お気に入りの呼び名となっているようだ。彼女が気に入ってくれたのならそれでよしである。

皆さんも、奥様旦那様を「おうい」とか「ちょっと」ではなく、この際こじつけでも言いがかりでも何でもいいので、兎にも角にもご本人がお気に入りの愛称をつけて呼び合われてはどうだろう。きっとノリがよくなってくるに違いない。

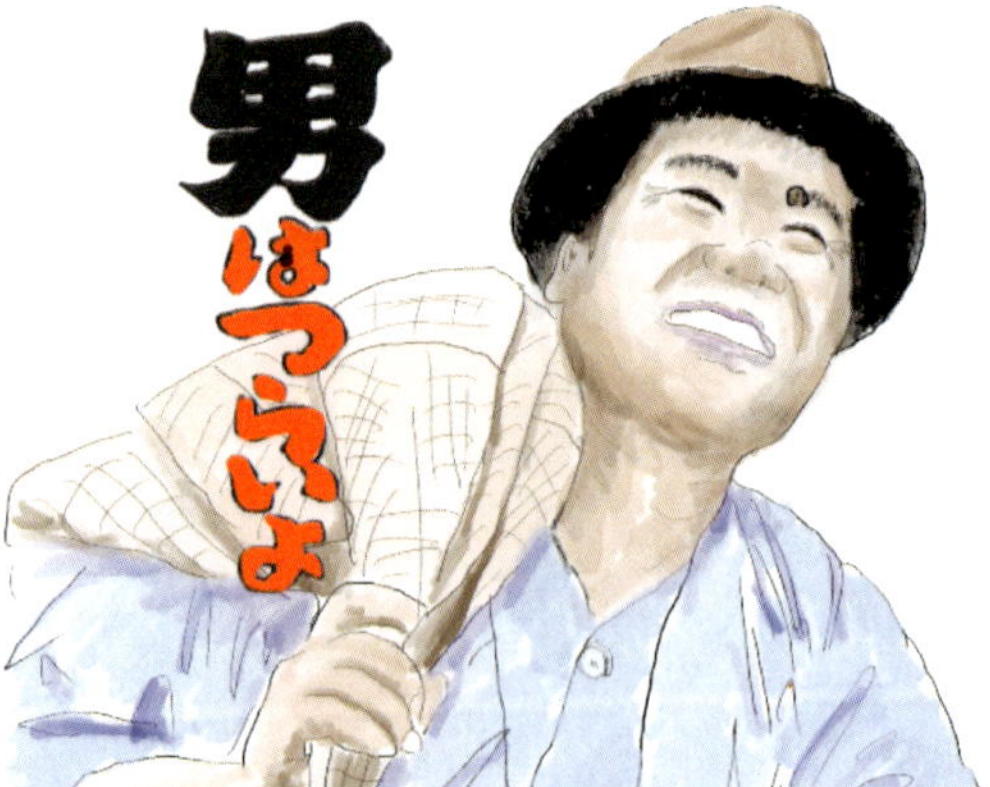

休日の昼下がり、うちのノリちゃんは、今日も寅さんを見ながら笑っている。
そしてノリちゃんは、今日もやさしい。

＊「清見（きよみ）」と「ポンカン」を掛け合わせた柑橘。ヘタの部分がボコッと盛り上がっている見かけが特徴的なミカン。「デコのある清見ポンカン」を縮めてデコポンの愛称で呼ばれている。

２：二人の自分

こころの中心である感情は欲動と同様に、私たち人間が外界と接しながら生きていくために必要なものです。いわば命をつなぐための脳の働きです。その機能局在（こころを形作る働きを持つ脳の場所）をみても、脳の中心に位置している意識（覚醒状態）や命の営みそのものをつかさどる脳幹や間脳＊に接しています。（図）

＊図中にもあります脳幹・間脳・基底核・等の詳細については割愛させていただいています。ご興味のある方はネットなどでご高覧ください。

脳の構造と働き（冠状断）

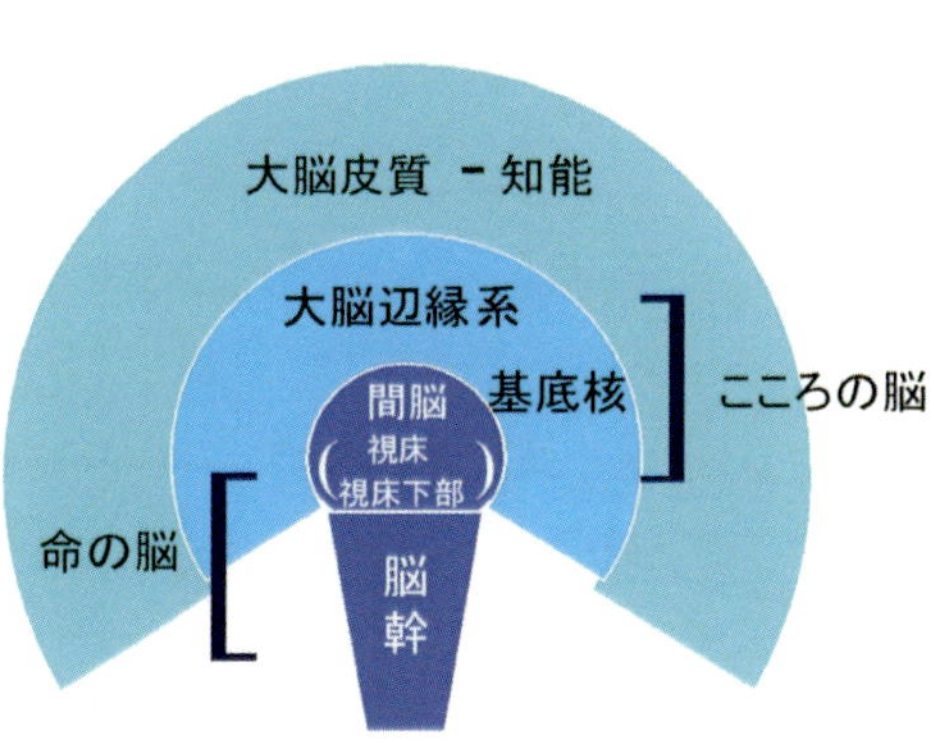

感情がこころの中心ですが、人間のこころは一つではありません。大きく分けて二つあります。一つは前述しました基本感情で生命感情と心情的感情を含みます。

そしてもう一つは、これも先ほど来お話に出ました育まれるこころ、高等感情です。

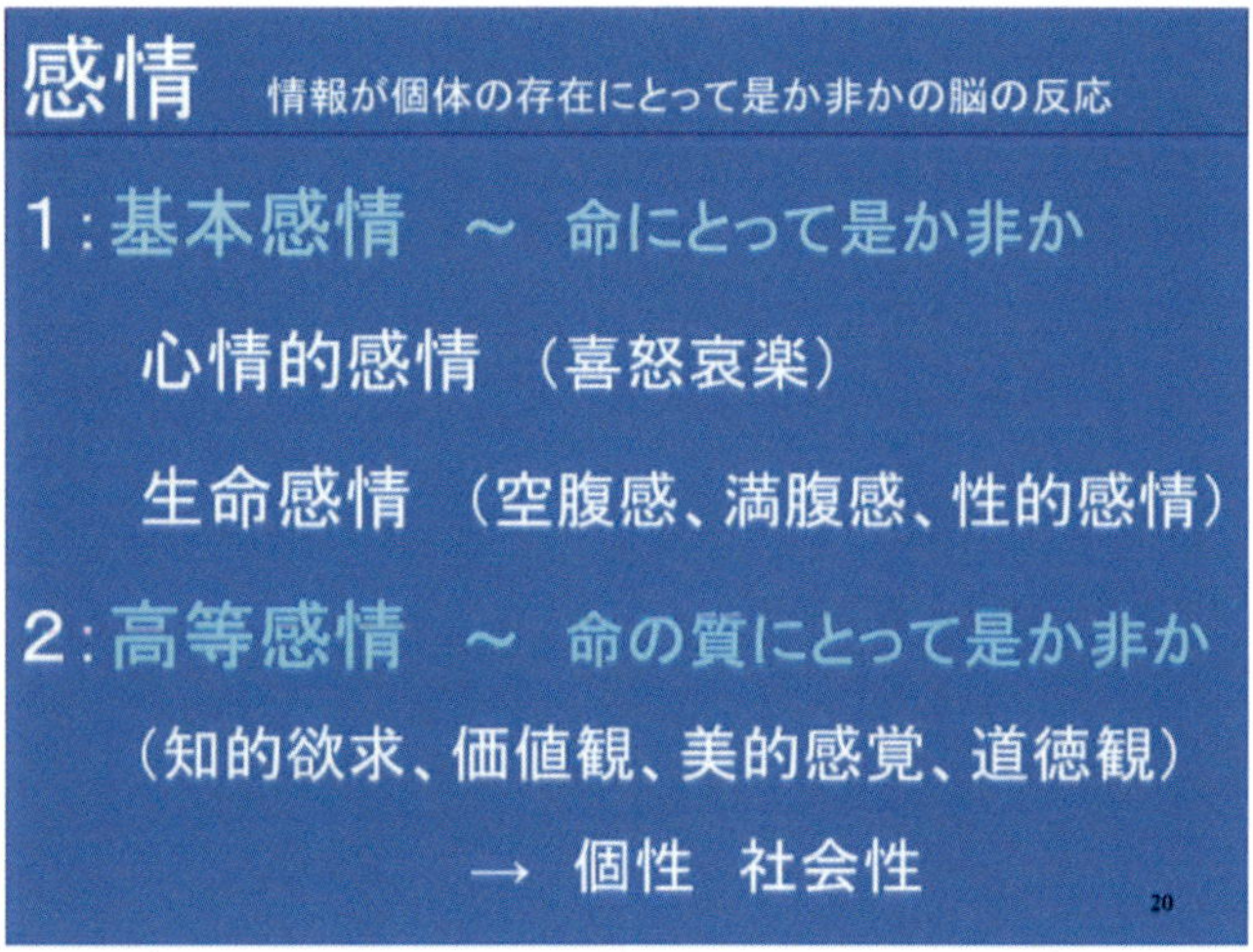

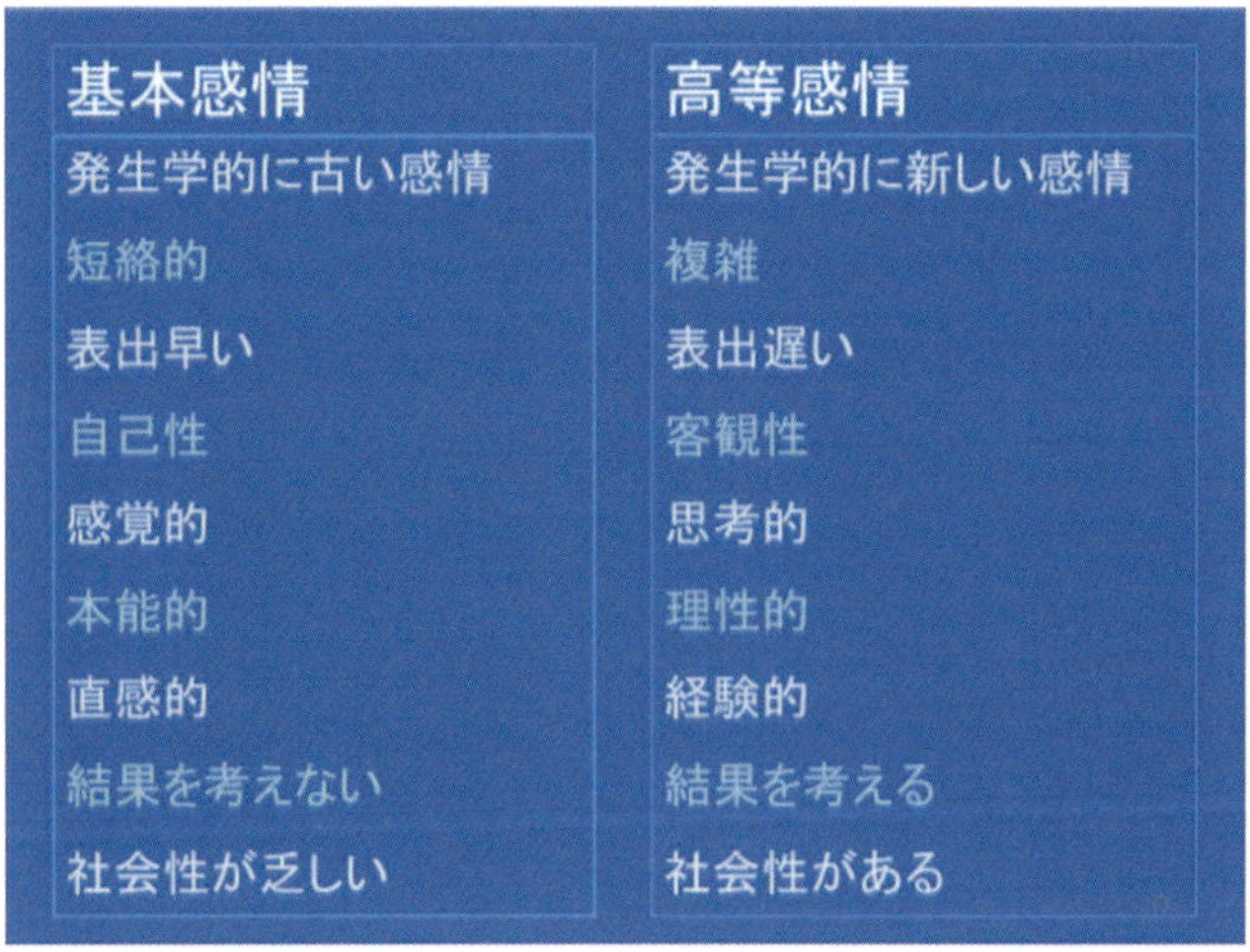

感情　情報が個体の存在にとって是か非かの脳の反応
1：基本感情　～　命にとって是か非か

生命感情　（空腹感、満腹感、性的感情）
2：高等感情　～　命の質にとって是か非か
（知的欲求、価値観、美的感覚、道徳観）
→　個性　社会性

基本感情	高等感情
発生学的に古い感情	発生学的に新しい感情
短絡的	複雑
表出早い	表出遅い
自己性	客観性
感覚的	思考的
本能的	理性的
直感的	経験的
結果を考えない	結果を考える
社会性が乏しい	社会性がある

こうした感情は如何なる状況で起こるでしょうか。

先に少し触れました通り、感情は他の精神活動と同じく、外界からの情報あるいは知的変化や体の内からの情報に伴って起きますが、この情報が自身の生命にとって快か不快か、或いは好都合か不都合かを人の意識に上らせるべく、感じる気持ちとして信号を送っています。

このうち基本感情に含まれる生命感情は、生命維持や種の保存にとって必要な情報を得て感情の変化をきたします。血糖値の低下は空腹感として感じ、食欲につながります。食事を取れば血糖値は上昇し、胃の膨らみの情報とともに満腹感を感じます。年頃の男女であれば、互いに魅力を感じ惹かれあいます。

それともう一つの基本感情である心情的感情は、いわゆる喜怒哀楽です。

暗闇で一人いたり暴力を振るわれたりすることは、命の保障を証明するものがないため不安になり怖くなります。不安の際に対象となるものがあれば、その対象に対し自分を守ろうと怒りとなって攻撃します。支えてくれた人との別れの際には涙を流します。子供を見ると、それは命の継承ですから微笑ましくなります。検診で異常がなければ安心し、元気に動けると嬉しくなります。

このような基本感情は、さまざまに変化する外界との接触を持って生きていく上でなくてはなりません。ただ最終的な結果としては、基本感情がそのまま表出するばかりでもありません。二つ目の感情である高等感情が多くの場合同時に或いは前後して生まれます。

高等感情は大脳皮質の影響を強く受けます。大脳皮質（知能）は新たに知識や経験を獲得（人間らしさを獲得）するためにあるわけですから、状況によっては基本感情を凌駕します。こういう側面を持っているからこそ進化してきたのがホモサピエンスです。

甘いものを沢山食べたいけど肥満街道一直線はいやだ、健康に良くないと分かっているしスマートなスタイルに憧れを感じる。だからダイエットしたい。

暗い洞窟は怖いから好んでは入りたくない。だけどその先に何があるのか、興味があり知りたいので探検してみたい。

今日は仕事に行きたくない。けど休むとみんなに迷惑がかかり申し訳ないので無理して行く。などなど、感情の両価性といわれる特徴です。

基本感情が命そのもののための精神活動であると考えれば、高等感情はその情報が、個性や知性のあり方など、いわば命の質（人間らしさ、自分らしさ）にとって快か不快かを示す感情です。

インサイドストーリー

『ものとられ妄想』

ある日の外来の時のこと、ふっくらした初老の女性が診察室に入ってこられた。少し派手目のその女性は、身なりはきちっと小奇麗にはしているものの、病院に来るにしては変に化粧が濃く、しかも描かれた眉毛はなんだかはるか彼方にずれている。それでもって、ブラウスがきちっとスカートに収められておらず部分的にはだけている。

こちらからすると、「ん？　これは、あれ、ですね」とバイアスがかかりそうないで立ちである。そこで挨拶を済ませ質問する。

「今日はどうされました？　どこか気になることがありますか？」

するとと予想通り、

「いいえ、どこも悪いところはありません」ときっぱり言い放ち、不満気な雰囲気満タンである。後ろに着き添ってき

たお嫁さんを指さしながら、

「この嫁が、脳のことが心配やから行こう行こう言うものでね」

やはりである。

ここからは、とりあえず当たり障りのない世間話をしながら、話の中で患者さんのお歳だの、最近のニュースは何かだの、生活状況を含め、それとなしにお聞きする。

すると、記憶の穴を埋めながらお返事されるものだから取り繕うようになり、お話に躓きが出てくる。つられて目線も宙を漂っている。

話が日常の出来る出来ないに及ぶと、本人は「できてます、全部やってます」と胸を張る。ただ、その都度、女性の背中側においでる付き添のお嫁さんが、眉間にしわをよせ口を尖らせ、

「とんでもない、ちがいますちがいます」と無言で首を横に振っている。

「大丈夫でしょうけど、何か病気が隠れていても嫌ですしね。とりあえず悪い病気がないことだけは確かめたほうがいいと思いますが、検査に行っていただけますか」とお話すると、女性はゆっくり立ち上がられた。

しかし問題はこれからだ。お嫁さんが先に出て、診察室のドアを開けてくれている。姑さんは椅子から立ち上がると、おもむろに振り向き苦みをつぶしたような顔をしながら、私を見て小声で言う。

「せんせい、あの嫁があたしのものを盗るんです」

認知症の方にみられることのある代表的な周辺症状*の一つが、この物盗られ妄想。あらんことか一番世話になっている嫁に対して、盗っ人呼ばわりである。嫁はたまったものではない。

人のこころには両価性がある、それは己自身のためにある基本的なこころと社会性のためにある理性的なこころ。

一般的に高齢女性が自身の介護にはせるこころの内、それは「嫁の世話にはなりたくない。自分でできるし私にもプライドがある。だけど弱ったら嫁に頼らざるをえないかもしれない。風呂やトイレや下の世話のことを考えると、息子を頼るわけにはいかない。やはり嫁の世話になりたい」という心理。

認知症の方は、情報をまとめてつじつまを合わせ、状況にあった判断をくだす能力（理性）が落ちている。これに病識（自分が病気であるという認識）の低下もしばしば伴い、嫁が盗みなど働くわけはない、という常識的判断ができなくなることがある。

「私が鏡台の上に置いたはずのネックレスが無くなっている。自分に間違いはない。とすれば誰かが盗っていったのかしら？　ひょっとして嫁？　いやきっとそうだ」

こころのどこかにあった嫁に対しての嫌悪と好意の葛藤、そのわだかまりが認知症により理性的感情を障害され乖離破綻し、ものとられ妄想となる。

そして残念ながら、こころの乖離がしばしば介護の乖離にもつながっていく。

＊認知症の主症状（物忘れ・見当識障害・注意

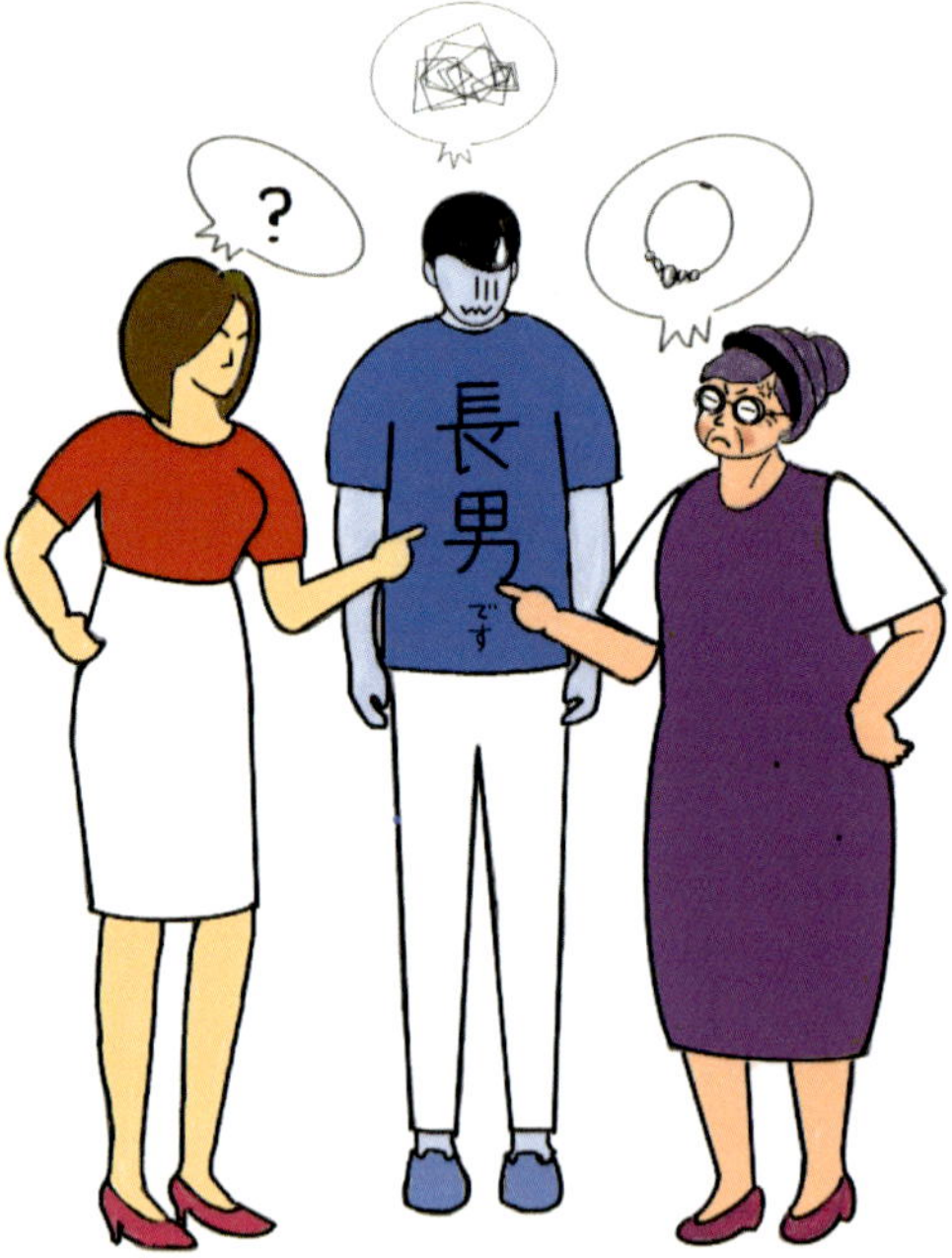

障害・など）に付随して見られることのある精神症状（妄想・せん妄・易怒性・不穏・など）や問題行動（徘徊・不潔行為・異食・暴力・など）

サイドメモ

記憶のお話

記憶は時間を尺度としてみると、その事柄をどれだけの時間脳に留めているかで短期記憶と長期記憶に分類されます。短期記憶は即時記憶とも言いますが、繰り返しがないと二十~三十秒で忘れられる記憶です。それ以上長く憶えている記憶が長期記憶で、何分、何時間、何日の単位で憶えている近時記憶と、それ以上長く憶えられている遠隔記憶に分けられます。

短期記憶は神経細胞同士で作られる記憶システムの電気活動のみですが、長期記憶はシステムを形作るネットワークとして形態的変化も伴うと考えられています。

このような時間的分類をする分け方に対し、記憶される内容により分類されることもあります。記憶は思い出し再生されるものですが、それが言葉に再生され他人にそっくり伝えられるもの（陳述記憶）と、行為に再生され述べ伝えることが細部にわたってはできないもの（非陳述記憶）に分けられます。

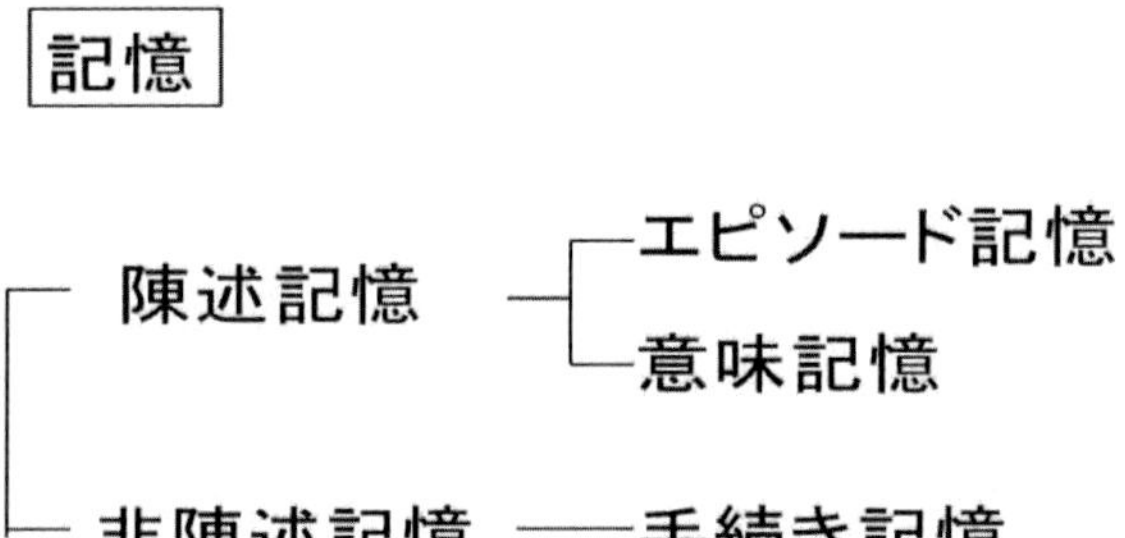

陳述記憶は、エピソード記憶と意味記憶に分けられます。

エピソード記憶は、特定の出来事の記憶で生活史や経験に関しており、その内容にストーリー性があり、多くは感情の変化を伴っています。「何々したことを覚えている」タイプの記憶です。入学や卒業に当たっての記憶や、学校の先生に褒められたり、父親に叱られたりしたことなど、印象に残ったシーンにはこころの変化とともにエピソードとして残されます。

意味記憶は、このような生活や個人史には関係ない一般的な知識のことで、感情との関係は余りありません。「何々を知っている」というタイプの記憶です。国語算数理科社会で習って知っている内容や、言葉の意味や身の回りの道具の意味を知っているなどがこれにあたります。

非陳述記憶は手続き記憶といい、技能や手続きの記憶でいわゆる体で覚えた記憶です。自転車の乗り方やスポーツ、楽器の演奏や絵の上達、あるいは日常の私達の習慣的動きなどの手足や体の動きの記憶がその主なものです。ですから、職人さんや画家や彫刻家などが見せるすばらしい技術や表現も、全てこの記憶を脳に蓄え手続き記憶として残した結果です。（非陳述記憶には、一般的な運動の記憶のほかに反射的な行為の記憶も含まれます）

手続き記憶は老化による物忘れでも余り障害されません。そのため私

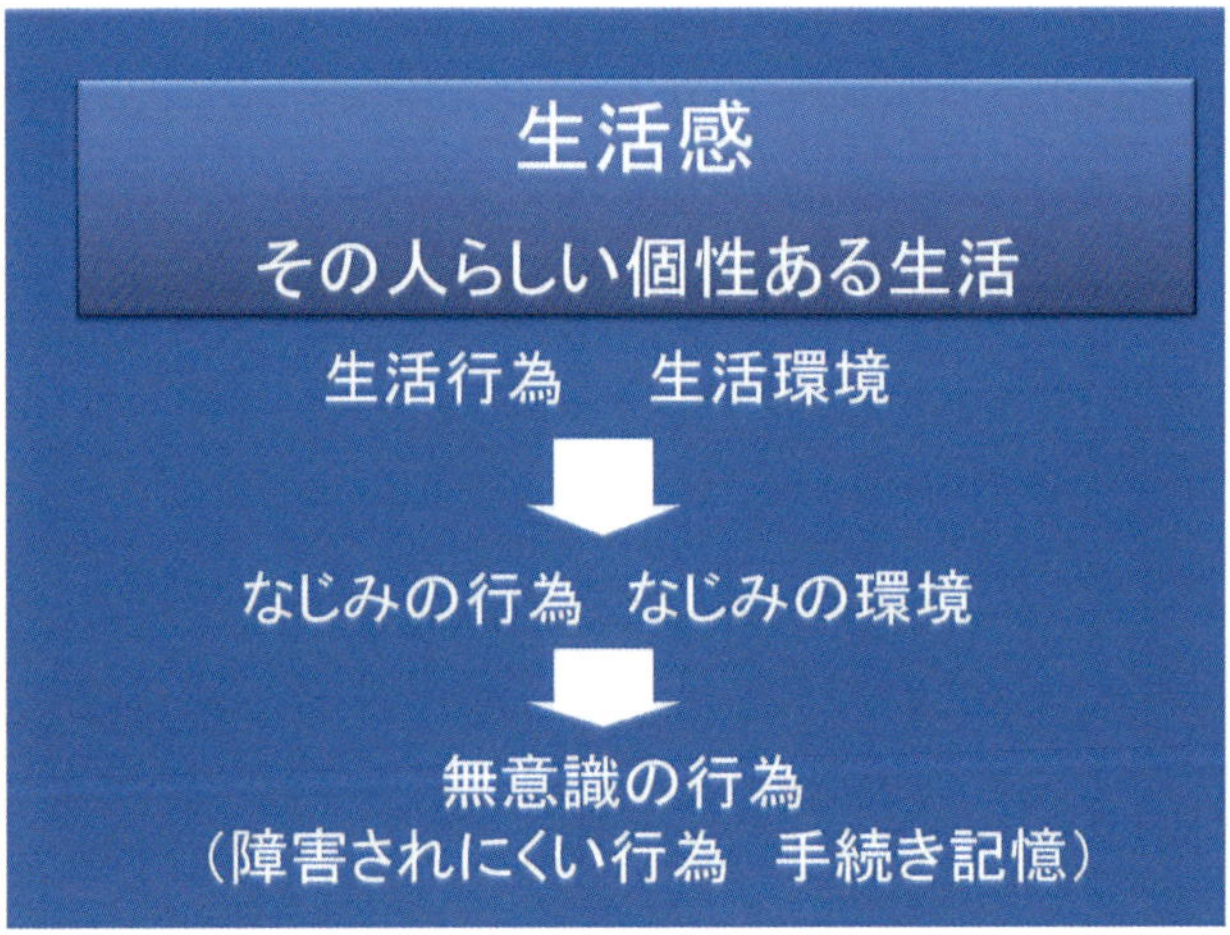

たちも手足を動かす趣味を持っていれば、高齢者になっても若い人以上に表現ができます。「六十の手習い」「八十の手習い」と言われたりします。手芸や書道、絵画や楽器の演奏など、趣味の行為は消えず、老いゆく道を明るく照らしてくれます。

住み慣れた環境での動きも同じことが言えます。認知症の患者さんでも、自宅やそれに近い環境での習慣的な日常の動きは、余り問題が生じず過ごせます。そのため、要所要所に注意していれば、病期が進行しても長きにわたって在宅生活が可能となります。

このことは私達の行く道においても、今のご高齢の方々の生活を考える上でも、とても大切なことです。いつもの日常の中にある環境や無意識的ななじみの行為は、生活感としてその人らしさを支えています。それは高齢者のこころの世界をささえる大黒柱です。少しばかり物忘れがあるからといって、拠り所である生活の場を安易に奪ってはいけません。取り返しのつかないことになってしまいます。

インサイドストーリー

『夏休み』

年を取ると一年が早い。

「今年もあっという間に終わったね」と、年末の挨拶の決まり文句となっている。時間に追われ流されながら生きている現代人の性を表すものか、寄る年波を感じる記憶の衰えとしたものか、あっという間に時が過ぎていく。

時の流れを感じる思い出として、小学校の六年間の長さはよく話題に上る。「小学校の時の六年間は本当に長く感じたのに、今どきの六年なんかあくびしたら終わりやもんね」そこまでの差はないのだろうが、中学以降は学期試験に始まり、学校行事やクラブ活動や塾通い、高校大学受験、その後社会人になってからは仕事仕事とせかされるように道を歩んでいく。目的と時間に追われ、人生の波にのまれていくのだから時間を感じる暇もなくなっていくのだろうか。

しかし、そもそも小学生といえば、自我に目覚めた記憶力抜群の人間である。それまで生きてきた人生の半分に当たる六年間の記憶を印象として残すのだから、長かったと感じて不思議ではない。

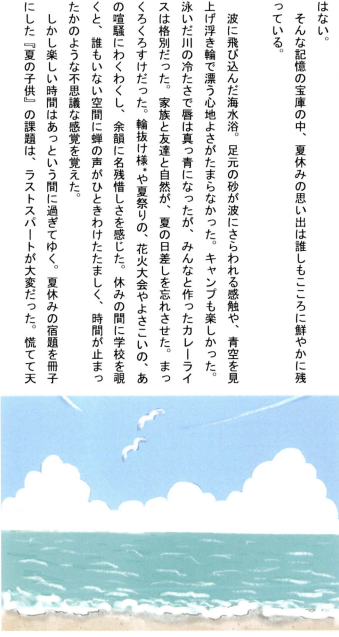

そんな記憶の宝庫の中、夏休みの思い出は誰しもこころに鮮やかに残っている。

波に飛び込んだ海水浴。足元の砂が波にさらわれる感触や、青空を見上げ浮き輪で漂う心地よさがたまらなかった。キャンプも楽しかった。泳いだ川の冷たさで唇は真っ青になったが、みんなと作ったカレーライスは格別だった。家族と友達と自然が、夏の日差しを忘れさせた。まっくろくろすけだった。輪抜け様*や夏祭りの、花火大会やよさこいの、あの喧騒にわくわくし、余韻に名残惜しさを感じた。休みの間に学校を覗くと、誰もいない空間に蝉の声がひときわけたたましく、時間が止まったかのような不思議な感覚を覚えた。

しかし楽しい時間はあっという間に過ぎてゆく。夏休みの宿題を冊子にした『夏の子供』の課題は、ラストスパートが大変だった。慌てて天

気を調べ、日記をつけるのに家族への聞き取りが欠かせなかった。自由研究や図画工作も手強かった。

夏休みの宿題は、授業の宿題とは違う。独りで完全制覇するのは至難の業だ。家族の手助けが必要だし、最初から手助けを当てにしていた。言わば、家族とのコミュニケーションが宿題とされていた。

夏休みは思い出の宝箱。

時代とともに様変わりしてはいるものの、夏の太陽が子供達に沢山の笑顔を広げ、その笑顔が家族に沢山の幸せを広げてくれる夏休みであることを願う。

＊初詣からちょうど半年たった六月末日に行われる初夏の高知県内のお祭り。上半期にたまった不運や厄災などを落とし後半も無病息災で過ごせますように、との願いを込めた藩政時代から続く伝統行事。正式には「夏越（なごし）の祓（はらい）」「水無月の祓」とも言われ、神社の境内には出店が立ち並び、設置された緑の茅（ちがや）の輪を抜け穢れを祓い、緑の生気を得て暑い夏を健やかにと祈ります。

インサイドストーリー

『マメタン』

ある日の夕暮れ、のどかな田園風景を楽しみながら制限時速六十キロの国道をのんびりと愛車で走っていた。急ぎ足の後続車が、どんどん追い抜いていく。

「いい景色なのに、みんな何かに追われているのかね、よく飛ばすわ。まあ、そういうあたしも追われてはいるけど」

独り言を言いながらふと前方をふと見ると、小さなブルーグレイのかわいい軽自動車が走っている。目を細めてよく見れば……スバル３６０ではないか！　ご存じ、この車はフォルクスワーゲン・ビートルの小型版と称しテントウムシと言われた昭和を代表する軽自動車だ。

その昔、我が家も親父さんが乗っていて「マメタン」の愛称で呼んでいたことを思い出した。「子供の頃この車で山やら海やらよく連れて行ってくれたなぁ……、楽しかった」と周囲の景色に思い出を重ね、ノスタルジックな気持ちにほっこりしながら、優しかった父親の後を追うような気持ちでしばし追走してみた。

ところが思いのほかスピードが遅い。時速三十キロ、ん？　二十キロ、止まるのかと思ったが止まらない。マメタンは排気口から黒煙を吐き上げブイブイ言わせ、蛇行さえしながら走っている。ちょっと危ない。

傷だらけのリアバンパーの上には四葉のマークが貼られている。どうもご高齢の方が運転されているようだ。ただ、なんだかマークがおかしい。黄・緑・黄緑・赤、葉っぱマークの中に模様が描かれている。車間を充分とっていたので「なんじゃらほい？」と呟きながら距離をつめてみた。黒い線で何か描いてある……いや違う、分かりにくいが文字を書き込んでいるようだ。

更に車間を縮め十メートルほどに近づいた。しかし、分からない。分からないからいっそう知りたくなり、もう少しもう少しと距離を縮めた。ちょっと近づきすぎかなと思った瞬間、やっと文字が読めた。が、途端に私は噴出

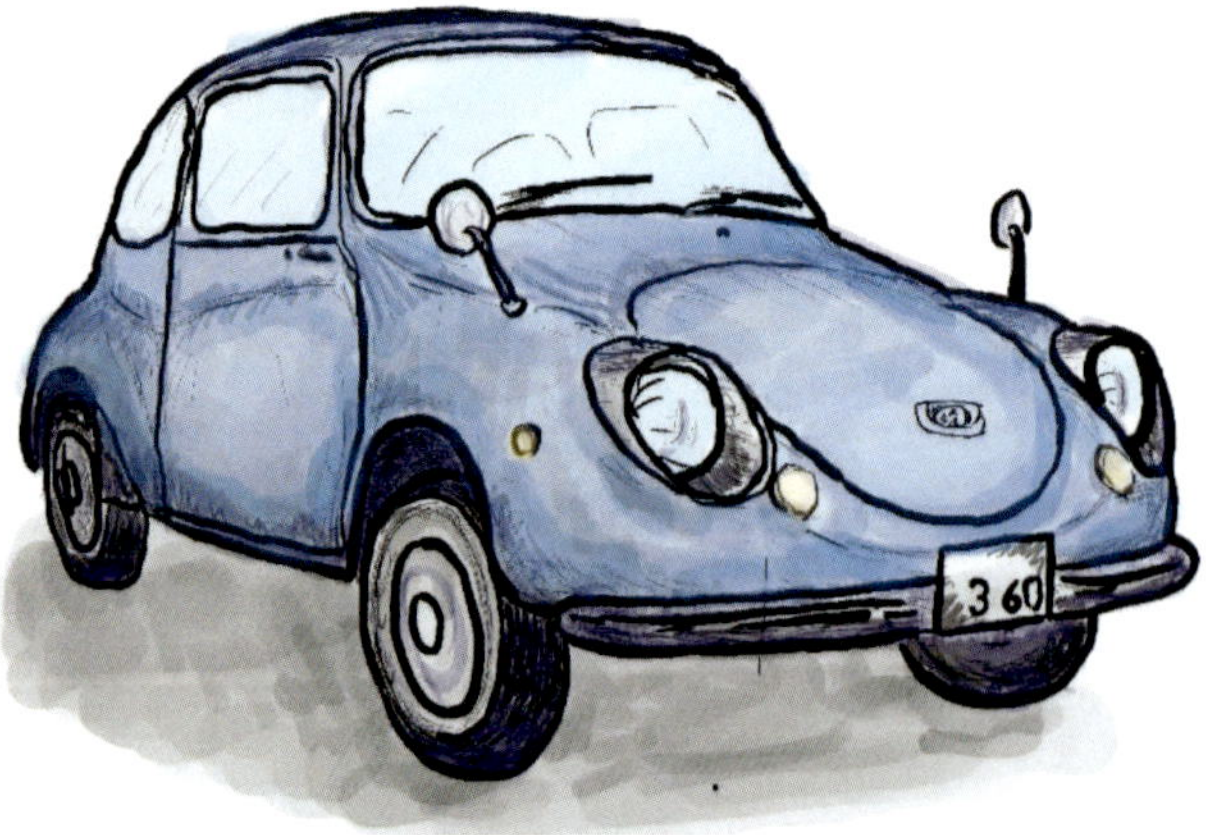

した。四葉のマークには『あ・お・る・な』と書き込まれているではないか。

それどうよ、別の意味で余計あおられるんじゃないですか？　と思っていると、またまた思わぬことが起きた。すぐ後ろの車が回転灯を鳴らし始めたのである。覆面パトカーだ。

えっ、あたし？　あおり運転の現行犯？　と思って車を路肩に寄せようとすると、覆面パトカーは私の車を追い抜き、前を行くマメタンを停止させた。あまりの低速運転に、事故のにおいがしたのだろう。

去り際ほっとした私は、父の忘れ形見に会え、懐かしい思い出に浸ることができたことに感謝し、「バイバイ、マメタン、元気でね」と別れを惜しむべく声をかけた。

運転は移動の手段だが、心にゆとりを持てば手段ではなく充足の時間に変わる。そのうえ安全というおまけまでついてくる。どうせ同じ運転なら、急かさず慌てず楽しい運転にしたいと思っている。

３：私たちの知能

人にとって知能のあり方とその変化はどのように捉えられるのでしょう。

Cattell（1966）は知能を流動性能力と結晶性能力に分けて論じています。

流動性能力とは、新しく憶えたり想像し作り出したりする力であり、新たに学習するための能力です。これは加齢による影響を受けやすいと言われます。一方結晶性能力は、蓄えられた知識や経験を基に物事を思考判断する能力で、加齢や器質的影響を受けにくいといいます。前者は二十～三十歳くらいに、後者は四十～五十歳ぐらいに各々ピークがあるようです。

流動性能力の充実は情報の蓄積となります。情報により発揮されるのが結晶性能力ですから流動性能力を継続して生かすことは、結晶性能力の充実につながります。これはまず一歩を踏み出せる人ほど、或いは好奇心を持って知識（情報）を入れる人ほど、知的満足を感じるチャンスが多くなるということです。結果得られる結晶性能力は目的を解決あるいは達成できるわけですから、それは目的を持つことができる人生になります。目的とは生きがいです。おまけに経験が結晶となるためには、そのたび毎に流動性能力も使わなければなりません。ですからめぐりめぐって知的能力を担保することにもなります。

表にありますように知能は加齢に伴い流動性能力から結晶性能力へと、質的変化を遂げながら経年的に変化していきます。加齢とともに知能が質的変化を遂げるのは、高等哺乳類の中で人類のみです。社会の中では、新たな情報を取り込み創造的に仕事を展開しなければならない現場は若手中心であり、会社の方針を統合的に判断する管理職には中高年が多いことからも、知能の変化で社会システムが作り上げられていることが分かります。

また、結晶性能力は知識や経験の積み重ねで高齢者になっても

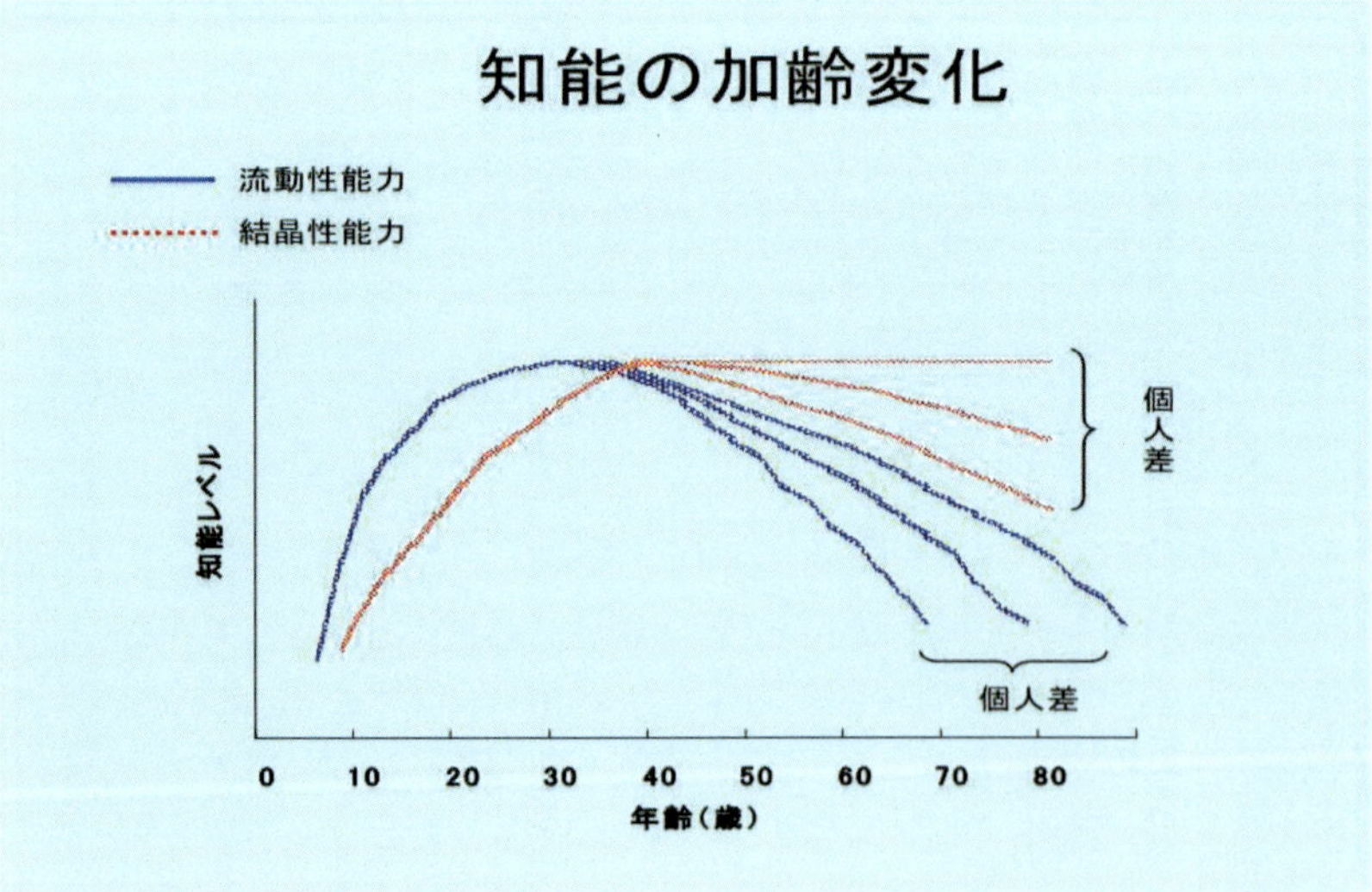

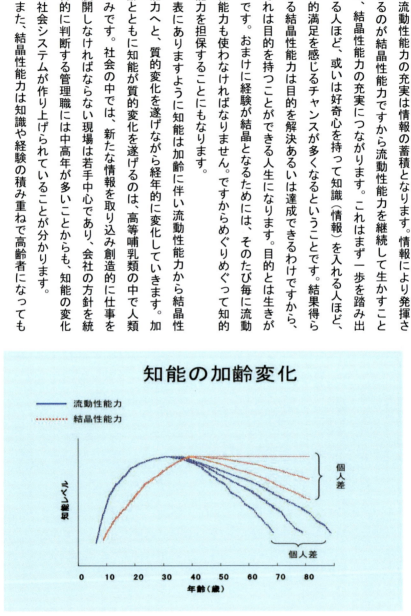

維持向上がありえるもので、手続き記憶の結晶である人間国宝や文化勲章を受けられる方に高齢者が多いのも、斯くの如しです。経年的に培われる結晶性知能を持つからこそ成就できる能力が人間にはあり、しかも積み重ねられることはあっても、大きく退行することはありません。

言わば結晶性能力は、長き齢いの道を幸せの道へと導く鍵となる能力の一つです。

インサイドストーリー

『これも一つの結晶性能力？』

電話口の家内の声が高揚している。

「ハイハ～イ、気をつけてねぇ」

帰るコールに出た彼女の声が妙に明るい。

最近はできるだけ帰るコールをするようにしている。車中ノラ・ジョーンズをＢＧＭに、今しがたの声にやや不気味な感さえ抱きつつ帰途についた。

帰り着くと彼女は鼻唄まじりに小躍りしながら夕飯を作っていた。

「ねぇ聞いて、おとうさん」いつものように台所のカウンター越し、その日の出来事報告が始まる。

「最近家の周りに猫が出るでしょ。いやな感じ」彼女は猫嫌いである。

「この前も玄関の戸におしっこしてんのよ。コラーって怒ってやったわ」猫に悪気はない。

「わたしは許しません。絶対に！」横で沸騰するやかんと一緒に沸きかえっている。

風呂に入ろうと勤しむ私はすでにパンツ一丁。寒さに身をさすりさすり体をゆすっている。

「けど、またいい事もあるんじゃない?」

話を切り上げるつもりで言ってみた。がしかし、この一言で地雷を踏んだ。目を細めてニヤッとこちらを見たと思ったら次の瞬間、それは出た! 料理そっちのけでジェスチャークイズを始めたのだ。

家内が絶好調のときに出現する超常現象である。どうしてそうなるのか、私には理解不能で意味が見えない。台所からこちらに近づいてくると、ジャッキーチェンのカンフー映画『酔拳』の手格好よろしく両手を上下にばたばたしている。なんだ、それ? と思っていると、今度は口をとがらせ目をきょろきょろ。なに? バレリーナ? う~ん、わからない。その次は、お尻の周りに両手で扇子を広げるような仕草である。あ~全然わからない。早く答えを出さないと、答えの代わりに鼻水が出そうだ。

「ごめん、なにそれ?」

するとと彼女はいぶかしげに、

「孔雀でしょうが! どうみても!」ってそんなこと言われても……。

聞くところによると某デパートのセールの会の名称らしい。さっきからのハイテンションはこれか。

「そう、そこまで言うなら仕方ないわね。明日行ってきます!」私は何も言ってない。

小笑いしながら風呂に入ると、誰かと同じで私も鼻歌が出ていた。

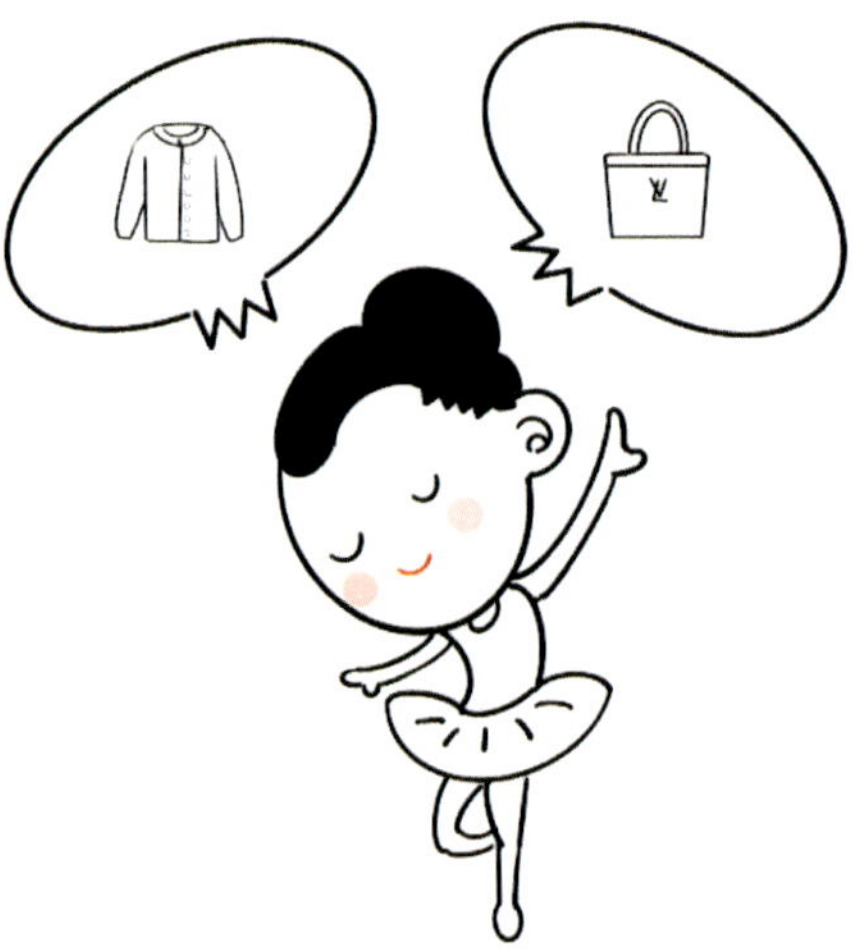

この夜は残念ながら今一つの切れ味に終わったが、超常現象ならぬ彼女のジェスチャークイズは今に始まったことではない。実は相当に年季が入っている。概ね週に一回は、「そんなこと身振り手振りせずに、早くしゃべればいいのに」といったパントマイムが繰り返される。

年余にわたってするものだから、最近はジェスチャーで会話に近いスピードのコミュニケーションが取れることもある。これも一つの結晶性能力というものだろうか？　しかも仕草に加え、目をむいたり口を尖らしたり、ひょっとこのようなお猿のような福笑いのような、変幻自在の顔をみせるので、まるでお笑いだ。超なごめる。この点、実はパントマイムを一番楽しみにしているのが私であることを彼女自身わかっている。だからそのたびごとに沸き返り、リピーターとなり、次第に芸に磨きがかかってきている。思うところ、私もそろそろ弟子入りである。

想像するに、年を取って八十歳ぐらいで意味もないのにわざわざ身振り手振りしているジーバがいたら、なんだか面白そうだ。そのうえきっとその頃は耳も聞こえにくくなっているに違いない、一石二鳥となることだろう。

この身振り手振りのコミュニケーション、皆さんにも是非お勧めしたい。楽しい老後の一部になること請け合いの、無用の用である。

４：体力と知能

体力は体を病原体などの外敵から守る防衛体力と、体を動かす行動体力に分けられますが、世間一般にいう体力は行動体力のことを指します。体力を成長とともに見た場合、その向上は中学三年ぐらいでピークを迎えその後発達は軽度となり、二十歳以降は直線的に下降することが知られています。

近年この体力について、小学校低学年の体力低下が叫ばれています。成長期の伸び具合が、その後の成長に大きく影響すると考えられるため問題が大きいというわけです。

学童の「体力、運動能力、社会生活、意欲に関する調査研究」によると、体力水準が高い子供は何事も意欲が高く日常生活習慣も良好な状態であると報告され、その逆もまた真であると考えられています。そしてこのことは、こころの形成や脳の活動にまで影響してきます。

たとえば、体力評価が高かった子供は自律神経やバイオリズムのメリハリが明確になり、肉体の疲労により深い睡眠が得られるため、日中覚醒時の明瞭度は高く集中力や注意力も上がります。一方体力評価が低くなるにつれ睡眠時間が浅く長くなり、起きているときはぼやっとし、このため情報や刺激が入りにくく脳を使おうにも使えません。脳が沸かないと知能もこころも半熟です。

また、朝食の有無についても報告され、毎日朝食をとる習慣がある子供とそうでない子供とでは、体力の差があり、特に乳製品の摂取との相関は明確であったといいます。脳の細胞は糖質がエネルギー源です。朝食を抜き血糖値が下がりやすい状態では、集中して勉強することも動き回ることもできません。腹に力が入らずイライラして気が散るといった状況です。

この他の調査も踏まえ、体力のある子供は気力・集中力が優れ、逆に低い子供はこのような精神面が弱い傾向が出ており、心身の成長にいいことはありません。健全な肉体に健全な精神が宿る、ゆえに良く遊びよく学べ、この世間一般の常識にも理由があり、机の上の学びばかりにとらわれない家庭や社会の注意が必要なことは通説です。

わたしたちの老後の課題であり社会問題ともなっている認知症の予防、この問題にも運動の効用は大きくかかわってきます。認知症の原因は、以前から神経細胞の減少やアミロイドβ蛋白の蓄積が注視され話題とされますが、最近ではそういった結果的病理からたどる考え方ではなく、学習、生活リズムや運動、栄養、ストレスあるいは生活習慣（病）などが積み重なった統合的結果として考えられています。そしてその中でも、特に運動に重きを置いた生活リズムが予防的生活習慣として重要視されています。

『三つ子の魂百まで』といいます。認知症の危険性も子供の頃からの習慣とかかわりがないとは言えません。

そして皆さんご周知の通り、認知症に限らず、癌や生活習慣病の予防、あるいはＱＯＬの向上も含め、運動習慣の重要性はつとに叫ばれている通りです。

インサイドストーリー

『もう限界』

秋空のもと、幼稚園の運動会に行ってきた。

和気あいあいと進む中、最も盛り上がる種目がある。それはお遊戯でもなければ、かけっこでもない。応援に駆けつけた保護者の綱引きである。

やる気満点のおとうさんおかあさんが子供と同じ組に分かれ、真顔になって「オーエス！　オーエス！」応援部隊も必死の形相。必死はいいが出立は、ねずみ男あり、女装のチアガールあり、着ぐるみありで、応援しているのやら笑わせているのやら、なかなか楽しい。これに子供たちも声援を送り大歓声。

しかし皆さんいつものお疲れがたまっているようで、最初は勝てても次は負けるを繰り返す。だからなかなか勝負がつかない。二勝先勝ちで勝利だが、ほとんどの試合が一勝一敗で三戦目までもつれ込む。これを年少、年中、年長の三チーム総当たりでやるのだからたまったものではない。そのため大抵の場合六試合、ほとんどの親が二戦もすると両手を膝につき、「もういかん、どうぞこらえてください」目で訴えている。

最終戦ともなると、足はふらふら息は切れ切れ目はうつろ、口もきけない。気持ちは引っ張っているが、体は逆に引っ張られている。勝っても負けても疲労困憊。

しかし疲れた大人たちには、ご褒美が待っている。

「パパ、すんごかったね！」「がんばったよねぇ、ママ」

抱き着く子供たちから満面の笑顔と幸せをもらっていた。

綱引きは家族のこころも引き寄せてくれたようだ。

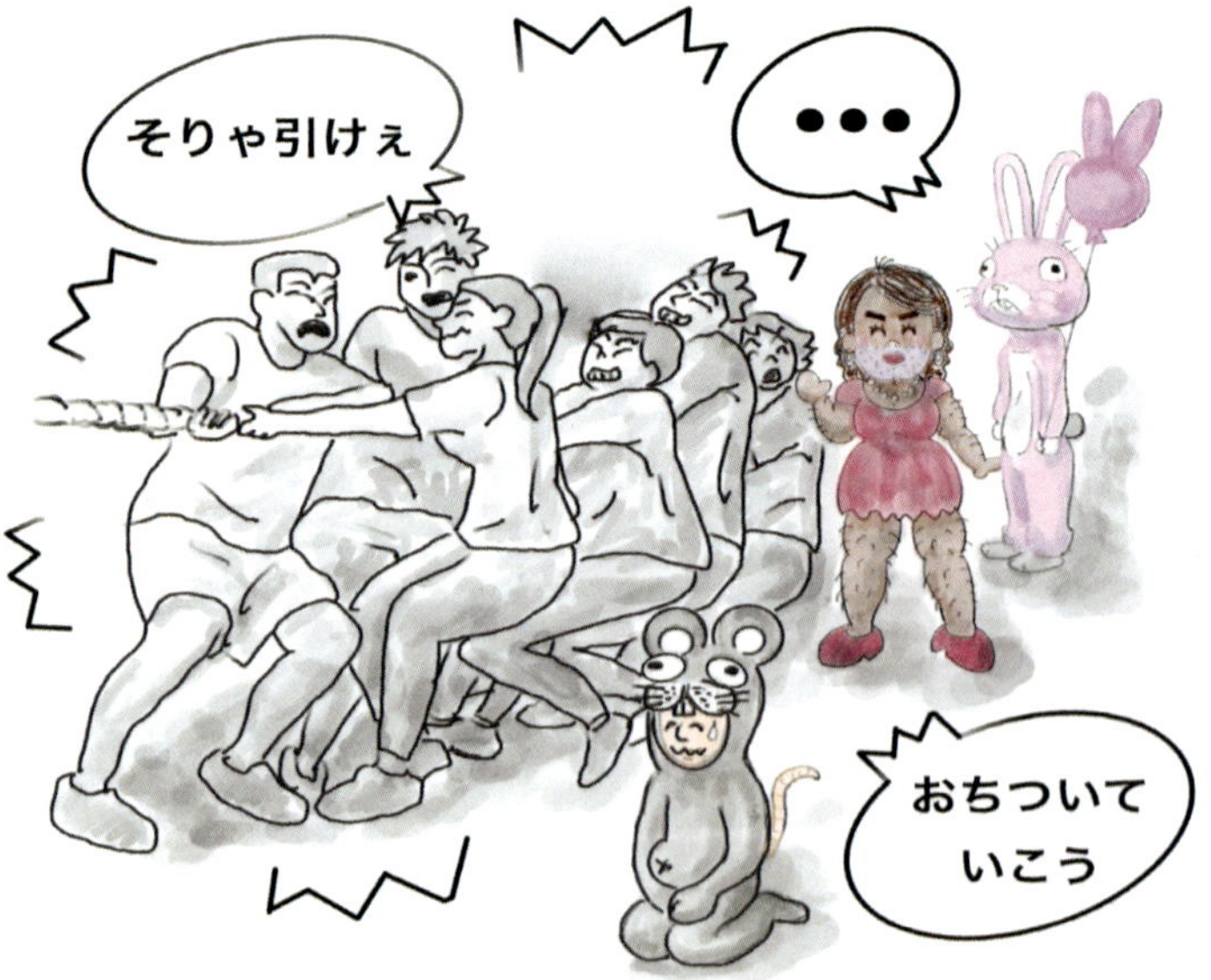

第二章　行く道のお話

１：脳 - その生理と経年変化

人の脳は重さが一二〇〇～一四〇〇ｇほどで体重の二％余りです。重さのピークは女性で十六～十八歳、男性で十九～二十一歳であり、その後次第に減少します。五十歳ぐらいまでは変化が余り目立たないものの、以降十年に約二％ずつ減少し、二十歳時と七十歳時では約百ｇの違いがあります。

この脳萎縮は主に神経細胞の減少として全ての部位に見られます。ただ、細胞の減少は脳のあらゆる場所に同じように見られるわけではありません。細胞の強さに違いがあるからです。細胞減少の主な部分は大脳皮質（大脳の表面の神経細胞層）です。これに比し脳の中心に近い部分や脳幹は減少が少なく、六十歳以降で脳幹（脳の中心）の減少率は大脳の十分の一ほどであるといわれます。また、大脳皮質のなかでも感覚や運動に直接関与する部分（一次運動野、一次感覚野、一次視覚野、一次聴覚野・図）は常に担当する情報が入り続けており、機能も保たれやすく萎縮は軽いようです。

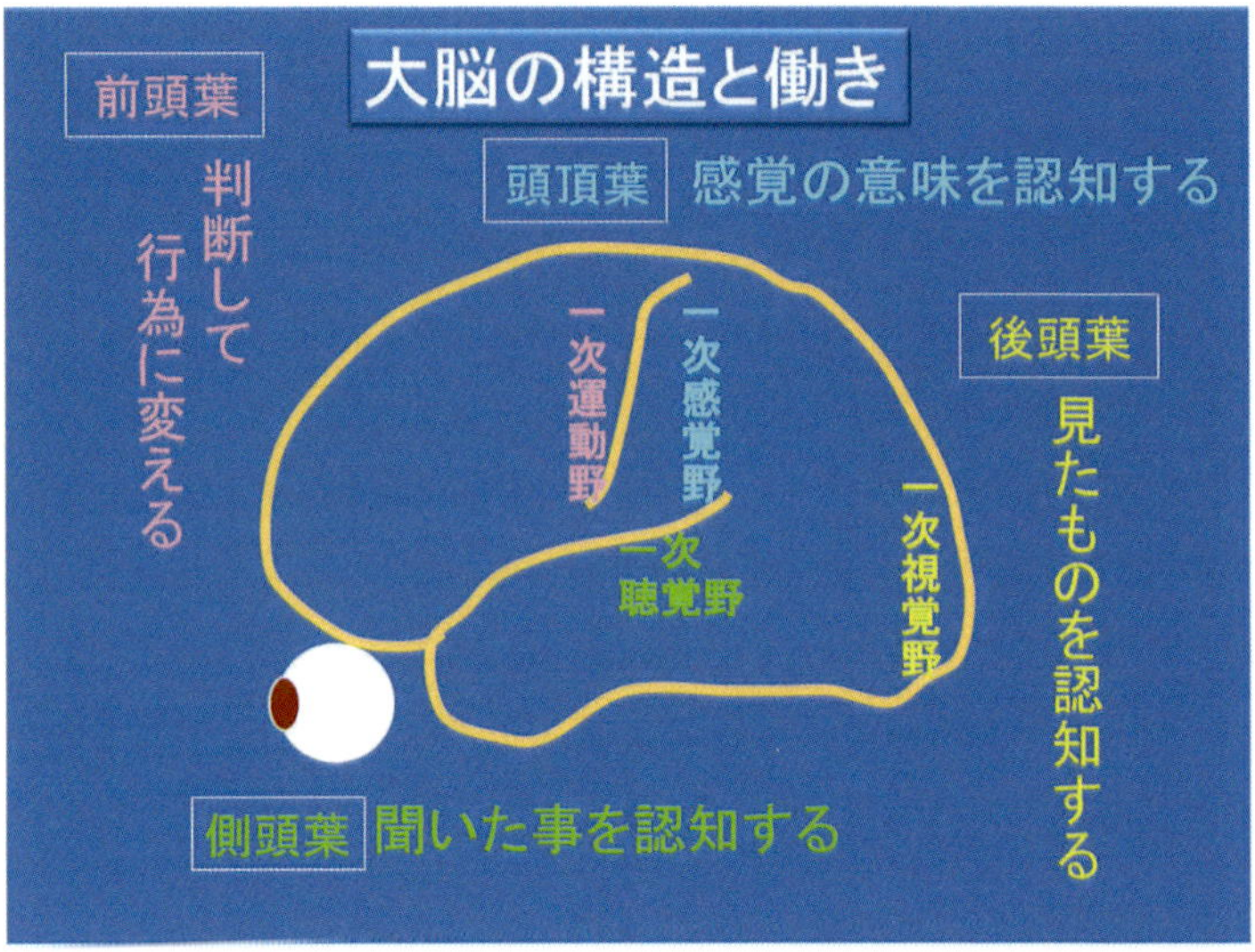

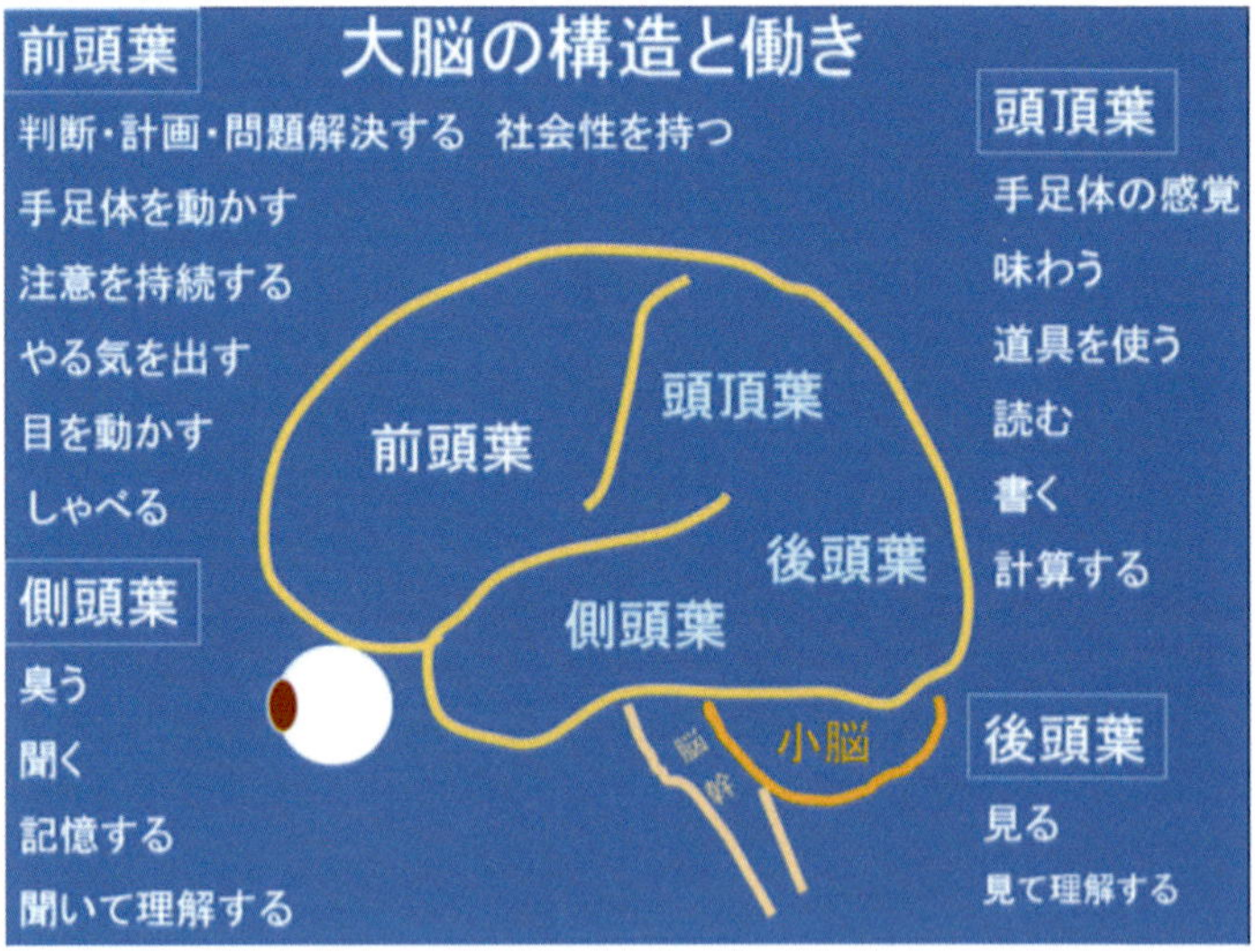

発生学的には、個体発生的にも系統発生的にも発生のより早い脳の中心部（古い部分）ほど萎縮を免れ、新しい部分である大脳皮質（特に大脳の前の部分）は萎縮が進みやすくなっています。これは生命維持の主役である自律神経にか

かわる脳幹・間脳など、中心に近い部分ほど萎縮から逃れていることになり、生きる本質にかなっています。

例えば面白半分にテレビでインタビューされる酔っ払いのサラリーマンを思い浮かべてみてください。変に気が大きくなり、喜怒哀楽が強く出たり、普段言ってはいけないことを言ったり、はたまたスケベになったり……。これは大脳皮質の働き（理性）がアルコールの作用により障害される一方で大脳辺縁系や脳幹の基本的なこころの営みは障害されず、理性という抑制から解き放たれた、或いは倫理観や道徳観といった高等感情が薄れた状態です。顔が赤くなったり脈が速くなったりはしますが、通常の飲酒で脳の中心が障害を受け自律神経が破綻をきたし命にかかわるといったことはありません。アルコールによる自律神経の緊張緩和や神経伝達物質への作用もありますが、酔っ払った時の言動は、結果的には神経細胞の機能的脆弱性の差を表している状態です。

脳は血流をたくさん必要とします。重さは体重の二％程度ですが、血液の流れや酸素や糖の消費はともに体全体の二十％前後も必要とします。歳をとると体の臓器は動脈硬化によって血の巡り

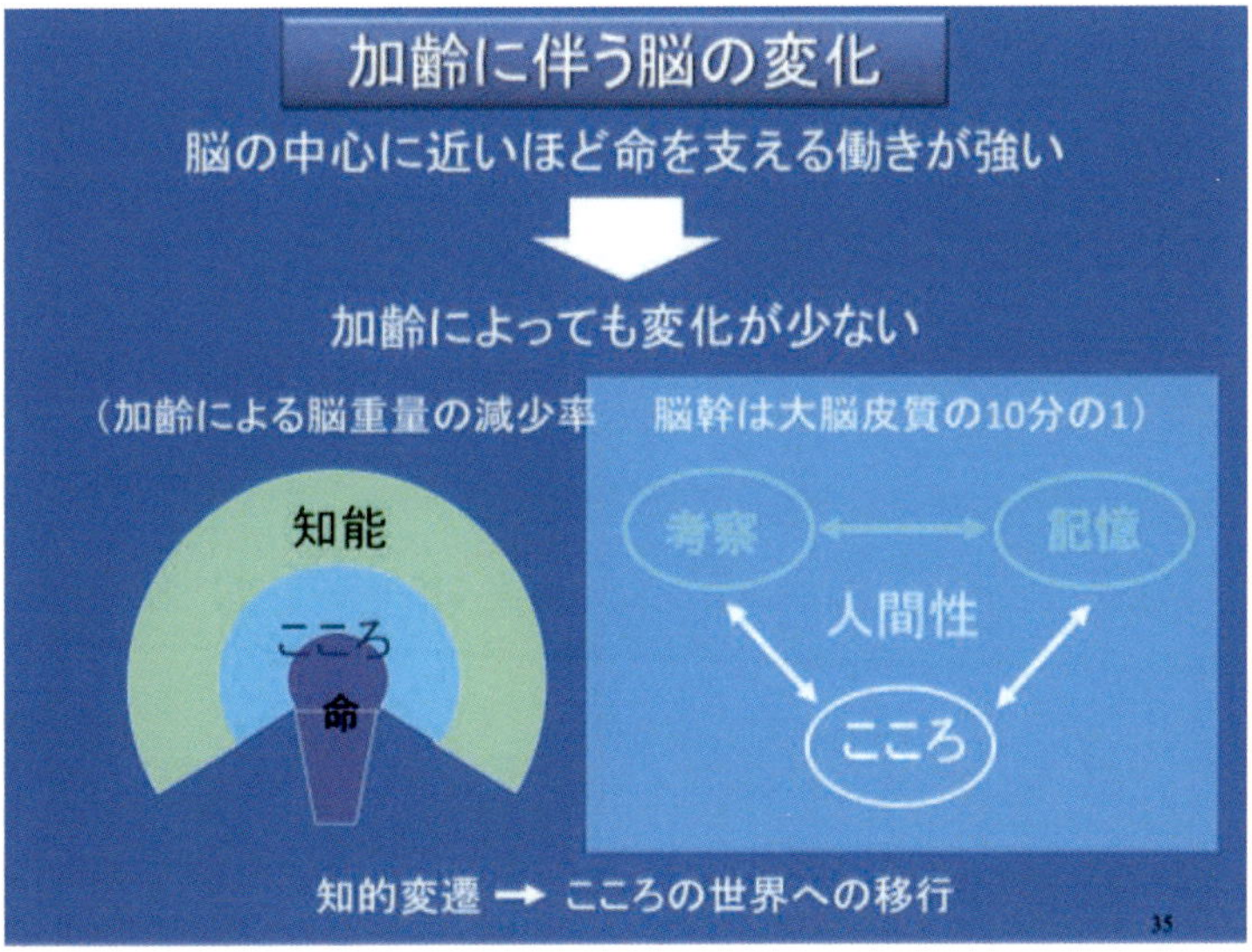

が落ちます。脳も例外ではありません。脳の中でもその需要が高い部分が大脳の表面、知能をつかさどる大脳皮質です。需要が多い部位は供給が下がればそれだけ影響が大きくなります。ですから動脈硬化の進み具合と比例する血流の低下は、流動的能力を中心に知能の低下にも繋がります。

この脳血流の検討では、前頭葉、海馬などで加齢とともに血流が低下するのに比べ、基底核、視床、脳幹、大脳深部白質、小脳などではその変化は目立たないと報告されています。また、血流低下が長期にわたれば細胞の中には死んでいくものがでてきます。前頭葉、海馬ともに記憶に大変重要な役割のある部位ですから、血流低下が病的に進むと影響が大きくなります。

血流が低下するから細胞が衰えていくのか、あるいは細胞の発生学的生物学的特長として生理的脆弱性があるため経年的な細胞の衰えに応じ血流が低下するのか、それとも脳を使わなくなるから必要とされる血流も落ちるのかは明確でありませんが、いずれにせよこの血流と萎縮は、新たに学習する能力が衰えることに繋がります。

ただし学習能力（流動性能力）は低下（能率が落ちる）はしますがゼロになるわけではありませんので、高齢者になっても学習は出来ます。また、学習学習とはいってもそれはいわゆる学びです。齢を重ねての学びは遊び（自己充足的行為）に始まることが多くなります。遊びに能率は関係ありません。やはり要はやる気、こころ、といったところでしょうか。

『為せば成る』はこころが支えているわけですから。

インサイドストーリー

『忘れる動物』

最近よく物を忘れる。

先日も新聞を見ていて、いよいよ見えにくくなってきたなと老眼鏡を探していると携帯が鳴り始めた。「はいはい、お待たせ」とでた。でもって要件をそそくさと話し「それでは、さいなら」と切った途端「あれ、さっき何してたんだっけ？」思い出せない。

「ああそうだそうだ、めがねめがね」と探し始めたが、これがまた見つからない。「どっかに置いたよねえ、ええと、どこだったっけぇ？」台所のテーブル？　朝きばってたトイレ？　忘れてしまった自分に次第にイラつきながら、洗面所まで来て鏡に映る自分の顔が目に入った。

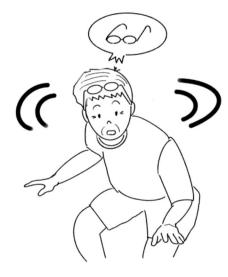

「おい！　頭にメガネかけとるやん。しっかりせえよ、オンチャン」自嘲している。

友人との話、ドラマの俳優の名前が出てこない。

「誰やったっけ、あの、ほら、あれあれ、ええっと」すると友達も「そうそう、あのひとねっ、ねっ、あのひと」あのひと、ではわからない。

いやはや最近ちょっとした物忘れが多いこと多いこと。

「聖徳太子じゃあるまいし、何もかもいっぺんにやってのける

わけにはあきまへん、うざいストレスだらけで気が散るんですぅ」ブツブツ言っていると、

「年をとると独り言が多くなるのよね」家内が傷口に塩をすり込んでくる。

人間は忘れる動物だ。

運転免許の講習会で事故現場を見せつけられ、「いやぁこわいこわい、私は絶対飛ばしません」と殊勝に思っていても、一週間も経たないうちに前の車をブンブン追い抜いている。

オナラをめぐって下品だなんだと、ゲップをめぐって汚らしいだ何だと、夫婦喧嘩をしても、あくる日には「はい、どうも」となる。

ただ、脳は都合良く出来ているところもある。思い出を辿ってみると、気分良くなることはよく覚えており思い出しもする。くらべて嫌なことはあまり覚えていない。要するに、消えにくいものも勿論あるが、嫌悪をいだくこころは明日への糧となりにくいから脳が消しゴムで消していくのであろう。そうしないと次のことが手につかない。忘れることも必要だ。

家内が言う、

「今度の日曜、買い物に付き合ってくれるって言ってたわよねっ」

少し遅れて、めんどくさがっている私、

「えっ、そんなこと言ったっけ？　気のせいじゃない？　おぼえてないなあ」

忘れる動物、都合よく登場。

２：老化と精神機能

（１）老化に伴う知能とこころ

老化は全身に起こってきます。私達は生きていくための外界の情報を、その約八十％を目で見て、残りの二十％は耳で聞くことを中心に、触って感じて味わって生活を送っています。若いうちはそこに何の支障もなく、また五感の能力に関心をおかず、それが当然のこととして生活します。

ここに加齢のため細胞の減少や組織の退行をきたし、機能が落ちることで不安を来たします。この加齢による変化（老化）は、先ずそこに体力の衰えが訪れ、次に老眼や白内障など視力の低下が目立ってきます。これに老人性難聴となって耳が聞こえにくくなり、同時に皮膚は弾力が低下し硬くもろくなって、触覚は鈍ります。これらは全て外界情報の減少に繋がります。

一方、脳では新たに記憶する能力が落ちやすくなります。この理由は、外界情報（刺激）の減少が脳を使わないことになると考えられることや、記憶に携わる前頭葉や海馬の働きは、脳の系統的発生から見て生きる本質からは遠いため、生物学的に脆弱に出来ていることを表している、などと言われます。いずれにせよ記憶の低下は情報量の減少となるわけですから、新たな情報を元に行われる考察力、判断力や想像力も加齢とともに低下してきます。

このため、知能はその場その場の流動性能力を中心に加齢とともに低下することになります。

先日も、外来においでたカラオケ大好きのおばあちゃんがおっしゃっていました。

「最近耳が遠くなったせいか音の聞き分けも悪くなってね。この間もお友達が歌ってる歌をじっくり聞かせてもらいましょ、と思って目をつぶって聴いてたんやけどね、ワンワン音が響いて何歌ってるか分からんのよ。ほんで目を開けて字幕を見たんやけど、今度は字がぼやけて見えないのよ。こりゃいかんと思って、あわててメガネ探したんやけど、どこに置いとったんか探して探して、カバンの中ぐちゃぐちゃになるし。やっと見つけてメガネかけたけど、もう歌終わってるし。その次あたしの十八番やったから、そりゃ歌詞見なくても歌えるからね。けど血管浮くぐらい頑張ってしもうて、息が切れて切れて、……」

老いの木登り、とか年寄りの冷や水、といった嫌味な笑い話ではありません。現実にわしたちが行く道の話です。

一方こころのあり方はどうでしょう。普遍的要素を持つこころにも欲の低下を中心に低下が見られます。高齢の方々が「なんかやる気がせん」「若いときには、もっと馬力があった」とよく口にされるのを耳にします。しかしここで少し違いがあります。歳をとっても生きていかねばなりません。その生きる気持ちを支えるのはこころです。ですからこころは、私達が外の世界と接触を持っている限り、刺激（情報）があれば感情を中心に残される面が多いのです。高齢者になり多少欲動や気力に変化が出ても、基本的感情のベクトルは依然変わることがありません。「若い」といわれれば嬉しく、子供を見れば微笑ましくなります。

歳をとって知能を病的に傷害されると認知症となります。この認知症の方でも同じです。理由が何であれ、怒られたり怒鳴られたりして気分が良

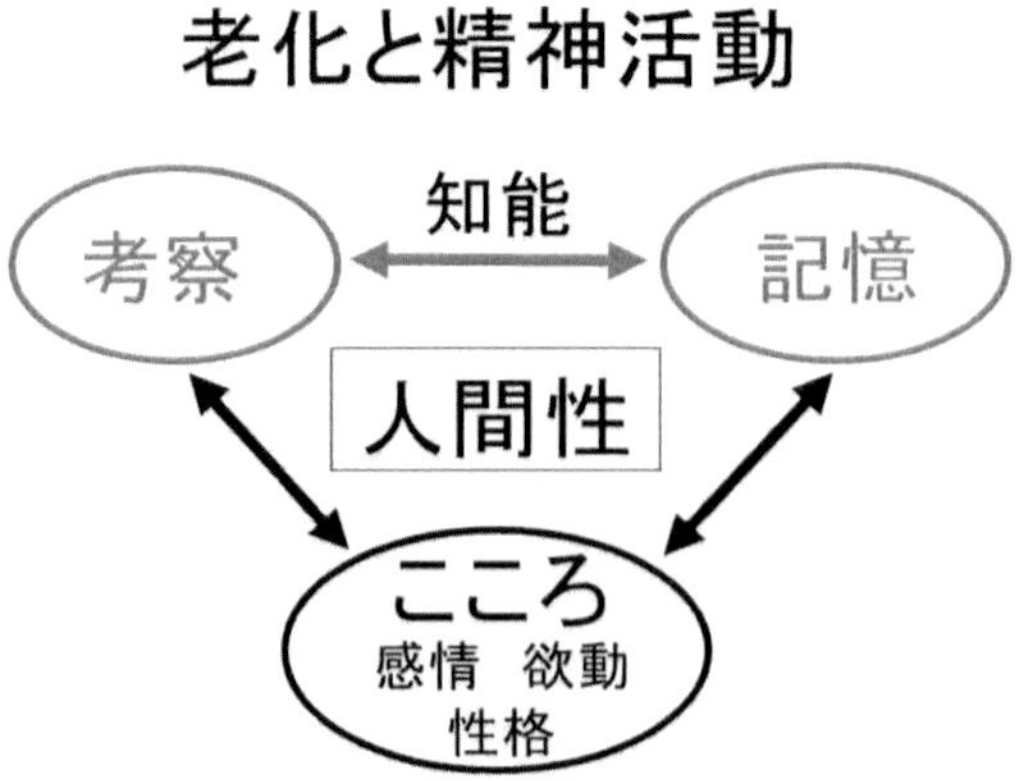

くなる人はいないですし、中傷されれば嫌な気がします。一方、なじんだ環境や親しい人間関係はこころの癒しや生きがいになります。ひとりでは孤独感がありますが、皆といれば不安が薄れます。人との会話は今存在する確認となり、自分は生きていると感じます。話を聞いてもらえる時間は、自分を認めてもらえた時間です。

知的低下をきたしやすくなることや、今生きている情報の構成（後述）も外界からの情報が少なくなることで、高齢者の生活では、こころのあり方や内面的世界が大きな意味を持ち、人格の決め手となります。ですから、高齢者ケアは理解してもらうより納得してもらうことが優先されます。理屈ではない、気持ちの問題なわけです。

要するに高齢者の世界は精神世界（こころの世界）です。ですから、高齢化を迎えるにあたり『機能的低下ではなく、こころの世界への移行』と考えれば、知的に劣るとか思うように動けないとか、負い目に感じる必要はないのかもしれません。

想像してみてください、公園で仲良し同士、はじける笑顔で楽しそうに追っかけっこをしている子供たちが、私達大人より知的にも体力的にも劣るからといって、その生きている瞬間が不幸であると言えるでしょうか。

不安のないなじんだ環境で、こころが安定し人間関係が築かれていれば、人は幸せを感じながら生きていけるものです。

インサイドストーリー

『物忘れ外来』

「先生、あたしボケになったみたい」

真顔で診察室に入ってこられたのは、八十過ぎの俗に言う口から生まれたおばあちゃん。

「昨日ね、スーパーで晩御飯の買い物しててね。え〜っと、なんやったかな。寄せ鍋するつもりやったから、おネギと白菜とシイタケとお豆腐と、あぁそれからつくねと鳥も買ったかな。店の中でちょうどお隣のキミちゃんに会ってね。旦那のいびきがうるさいとか、猫のうんちに悩まされているとか話してね（笑）」

「それで、何か忘れたの？」

なかなか本題に入ってくれないので私が切り込んだ。

「そう、それから家に帰って支度をして、さあご飯となったのよ。そしたらそれまでにどうしても済ましてないといけない事があったはずやのに、考えても考えても思い出せんでね。スッキリしないけど仕方ないわ、と思って食べ始めたの。そしたら食べ物が咬めんやら口からこぼれるやら。それで思い出したの、入れ歯入れること忘れとったって！」

話に油が乗ってきた。今日は入れ歯装着を忘れていないようだ。

「それがね、そのあと慌てんでもいいのに口に食べ物ふくんだまま、ごはん飛ばしてモゴモゴ言って歯を探しに行ったもんだから、主人もただでさえ耳遠いし、どこの国の言葉喋ってんねん！　って怒って怒って」

「それは大変やったね」と私も油を注ぐ。

「そうよね、わんこみたいにワンワン吠えて言うもんやから、あたしも腹が立って喧嘩になってねえ」

まだまだ続く。

「喧嘩してからテーブルにもどったら、何をしに行っとったんか、またまた忘

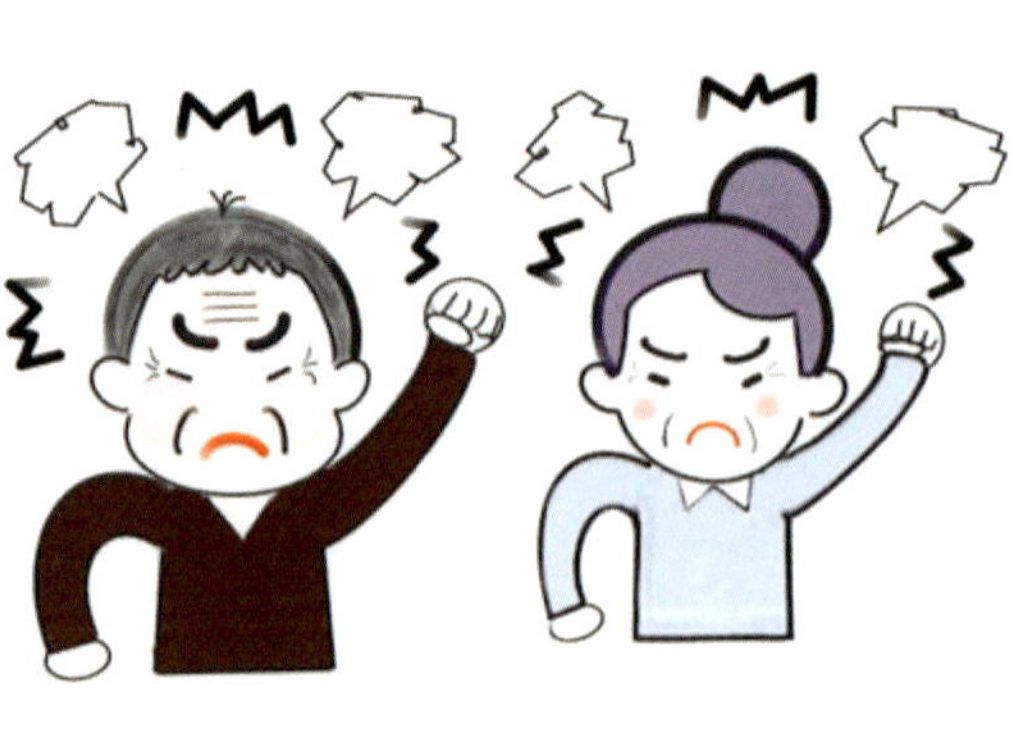

れてねえ」

　堂々巡りになってきた。

「それぐらい細かく憶えてたら、物忘れ外来にわざわざ来なくてもよかったんじゃない？」

　私が言うと、嬉しそうに笑みを浮かべ、

「あぁそうか、そりゃそうやわね」

「今日はどうやって病院に来たの？」

「もちろん、おとうさんが送り迎えよ。今も駐車場で車の番犬してるわ」

　何はともあれ、いろんな意味でめでたしめでたし。

（2）高齢者の性格

　高齢者の性格に関し、頑固、硬い、短気、怒りっぽい、保守的、自己中心的、などとよく形容されます。この「おじいちゃんは若いころはそうでもなかったのに、このごろなんだか……」と言われるその形容は、「このごろの若いもんは……」と同じで、いつの時代も変わらないようです。

　年齢を重ねるに従う性格の変化は、病的な場合を除き大きく分けて二通りあるといわれます。

　一つは、若かったときの考えや価値観の偏りがとれ丸くなり円熟化する人。もう一つは、もともとの性格がますます顕著となり極端になる人。いずれも、従来の性格とまったく違った形になるわけではなく、環境の違いにより変化するものと考えられています。

　私たちがなりたい性格は、みんなに嫌われる（否定される）ことなく、好かれ受け入れられ（肯定され）、生きている喜びを得ることになる性格です。ですから円熟した性格といえるでしょう。この環境は時代の流れに影響を受ける部分もありますが、自分自身で作り上げることが出来る部分も多くあります。

先ほど角が取れて丸くなるといいましたが、これを川原の石にたとえてみましょう。山肌から落ちてきたばかりの上流の石は、他の石と触れ合うことなくそのものの形であり、硬く尖ってゴツゴツ角が立ち、握るとケガさえしてしまします。それに比べ下流の石は、流れ落ちる時間の中で周囲の石と幾度となく接触を重ね、ぶつかり合って角が取れ、次第に丸くやさしい肌となり、痛くないどころかさわり心地がよくなります。時間をかけて形作られる性格も同じようなことがいえるようです。

沢山の人や自然と触れ合い、コミュニケーションによって人と人とのこころの絆をつくり、あるいはぶつかり痛みを知った人間は、その経験を通して寛容性を身に着け、やさしい人格となっていきます。結果、丸みを帯び触ると気持ちのいい石がよく撫でられるように、やさしさにはやさしさが返ってきます。

人間関係や自然との触れ合いは、行動を起こす人それぞれの意思によるわけで、閉じこもっていては何も始まりません。脳の生理的変化から見た意識を外に向けた生活スタイルは、情報の獲得に始まり脳の知的廃用（使わず弱ること）を防ぐと伴に、こころの円熟にもつながっています。ですから流れ下る時間を経験するように、ライフスタイルの一部として若いときからの習慣にしておきたいものです。

3：老化と体力

体力は内容により、動く力としての行動体力と、生きていく力としての防衛体力に分けられます。行動体力はその要素として、筋力、持久力、平衡性、柔軟性、及び全身協調性としての歩行能力の五つが考えられています。防衛体力は外界の病原に対する免疫能力や体の恒常性を保つ働きを指しています。一般的に高齢者が、生活の中で体力がないというときは行動体力のなさを、病気に罹患したときに体力がないと言われるのは防衛体力のことと考えていいでしょう。

精神活動の場合、加齢に伴い流動性能力から結晶性能力へ、そしてこころの世界へと変遷し、その変化は単なる低下に終わるわけではなく、質的に変化することを述べました。それに比し行動体力は、多くの場合二十歳以降になると直線的に下降します。（ただしこの下降スピードは非常に個人差があります）

この減少する体力にみられる質的変化の特徴は、歩行能力への集束にあるといわれます。

つまり、若年時に年齢的平均値はありますが、体力の五つの構成要素はそれぞれの関連性が低く独立性が高いという特徴があります。ですから人により得意不得意があり、適性

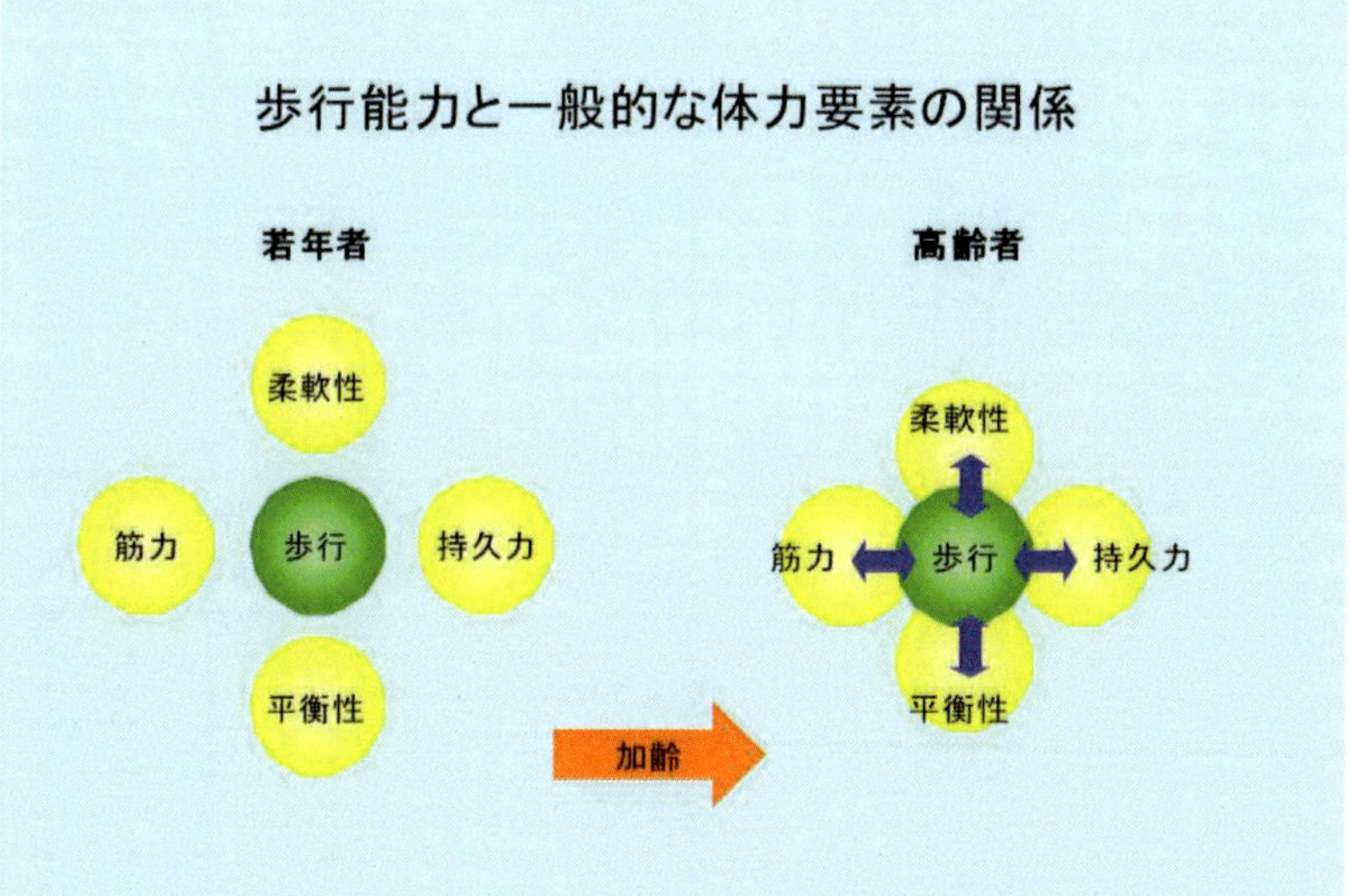

（青柳幸利：高齢者の運動ハンドブック，2002）

によっては飛躍的にその能力を伸ばします。

例えば、よくあるスポーツナンバーワン決定番組で、体操選手は驚異的な高さの跳び箱を飛びますが、綱引きではレスラーにいちころです。レスラーはパワーはありますが、サッカー選手の持久走にはかないません。しかしそのサッカー選手も体操選手の柔軟性には負けてしまいます。このような個人差がある若年時の体力ですが、歳を重ねるにつれ生理的に各要素は全般的に低下し、平均化されていくようです。

そして最終的に高齢者の体力は、歩行能力が中心となることが明らかとなっています。つまり「歳をとれば飛んだり跳ねたりはみな同じ、後はどこまで歩けるか」といったところでしょうか。この歩行能力の中で、自立度や防衛体力との結びつきがあり、日常生活の要素に反映されると言われるのが歩行速度です。高齢者が自立した生活を送るためには、それに見合った足腰の強さが必要であり、その尺度である歩行速度を知ることは、これから起こる可能性のある体の障害や転倒の危険性を知ることに繋がると考えられています。つまり早く歩ける人ほど元気な生活を送れ、病気にもなりにくいというわけです。

ちなみに外来で歩行を指導する際、歩きの運動の中に速足を息切れのない程度取り入れることと同時に、逆にゆっくり大股で歩く運動もお勧めしています。膝を曲げて大股で歩くことは、関節には比較的負担が少ない状態で、筋肉には適度に負荷がかかり筋力強化となり、またゆっくり動くには筋肉の協調運動を必要とし、バランス能力も高めてくれるため転倒防止にも繋がります。

インサイドストーリー

『大先生』

老化と体力のお話が出るたびに、思い出すある先生がおられる。

かれこれ十年は前だろうか、当時御年九十二歳で、戦時中軍医をされた経験もある大先生だった。このお年で働かれているというだけでも驚きであり、地元診療所で長年労を取られていた大先生である。

実はこの先生、地元診療所を退職後も、私どもの病院に常勤医師として外来患者や往診を中心に診察されていた。その生きざまはつとに名高く、患者さんの信頼も非常に高かった。（当然ほとんどのかかりつけ患者さんは年下）

リアルな名称に少々驚きを覚えたが、『満足死の会』なる健康教室を主宰、会長をなさり、それに関し書籍が出版されたり、ニュース番組で取材を受けたりもしていた。

トレードマークのサスペンダーで吊るしたズボンからうかがえる足腰の筋肉は、相当にたくましかった。病院の五階の医局においでる時も、エレベーターを待っているスタッフを尻目に階段を徒歩で登り、時々使い慣れない院内携帯をさかさまにして話していることに気づくと、

「どおりで、急に耳が遠くなったわけやね。年かと思ってた」と周囲を笑わせていた。

ただ、さすがに動きはやや遅かった。力の衰えとともに筋の協調的な動きも落ちてくるため所作は遅い。しかし、それは我々の生き急ぐあり様に対しての、一種のアンチテーゼのようにも思えた。いわゆる、今を生きていない様、に対してである。

特に現れていたのは食事だった。者共の昼食は、ほんの五〜十分である。そそくさ済ませて仕事仕事。先生はというとたっぷり一時間、しかも二段重ねの手作り弁当のご飯だった。ちらと目をやると、箸の運び一つとっても十秒ほどは

かけている。口に運んだあとは、時々眠ってるんじゃないかと思わせるぐらい目を閉じてゆっくり咀嚼。きっちり三十回以上は噛んでいる。

そこで先生に言われた印象の一言、

「そんなに早食いしてたら、早死にしますよ（笑）」

今なお百歳を迎えご健在であり、療養生活の中、現在は私共が関係する施設を利用者としてサービスを受けておられる。

しかして、そのペースは変わらない。

今を生きている。

（令和五年春）

4：現代と廃用

今の世の中は非常に便利でどこへ行くにも乗り物を利用します。文明化社会の恩恵を受けているわけですが、一方でその文明のために歩行能力は奪われやすくなっています。

すぐそこの目的地に行くのに車やバイクを使います。階段とエレベーターの前に来るとエレベーターを利用します。わざわざ買い物に出なくても、通販やネットで買い物が出来ます。こういう便利が当然の中で暮らしています。下半身を中心に筋力は衰えることが多くなり、突然健康に目覚めて階段を上り始めたり筋肉トレを始めたりしても、そこには息切れと筋肉痛と体力の衰えを感じる自分が残るだけです。若さは残っていません。

高齢者の体力は、歩行能力です。そして歩行は外からの情報を広げ意識を外に向けることで、内面的問題を必要以上に意識する事も少なくなります。このことは知的にもこころの面でも、認知症や鬱（気分障害）へと陥ることを防いでくれることになります。

外来診察の時、患者さんをお呼びし話をお聞きしながら、本人様の容姿をチェックさせていただきます。よく物を噛んでいる人は、それだけ栄養状態もよく脳の刺激もありお顔の表情も健康的です。特に話の内容と共に生きた目線（アルツハイマー病など認知症の方は、記憶が抜けた部分を補って話そうとするため、注意力も落ちた頭の中は混乱し目線が漂い、生きた目線となりません）やこめかみの筋肉（側頭筋）は心身の健康状態を反映します。食事のバランスやしっかりした摂取量を考えることも退行の予防ですが、平素動物性たんぱくをあまり取らず噛む回数が落ちている方は側頭筋が委縮し、いわゆる骸骨顔（消化器の疾患をされて、噛めなくなった方のげっそりしたお顔がそれ）になってきます。

これとともに健康年齢を判断できるのが太ももの太さです。十分な歩行で行動範囲が広く太もものしっかりされた方は、それだけ目から入ってくる情報量は多くなりますし、お知り合いやお友達と会う機会も多くなり脳も活性化されます。ですから太ももの太さと豊かなお顔の表情は比例します。

また、体の中で最も血液を必要とするのは筋肉です。図にありますように、運動時筋肉の血の巡りの変化を見てみると、頑張って運動した時は安静時の五十～七十倍にもなります。これは体を動かす筋肉にはそれだけ血液が必要であるということであり、筋肉の量と血の巡りの量は比例します。それはいざとなったら頑張って血の巡りを改善する力（血の巡りの予備能力）があるかどうかに関連してきます。

体の筋肉の内その八割はお臍から下、下半身にあります。そのため普段から運動量が十分でお腰と太ももが太い方は、血の巡りに余裕があるため病気をしても回復が早く、合併症も少なく済みます。一方運動量が少なく太ももも細く痩せた方は、病気になったとき回復に難渋し血の巡りのトラブルもきたしやすく、予後が悪いことが証明されています。人は病気やケガなどで血流が落ちることがあると、それを代償しようと筋肉から血管内へ体液を移行させ血の巡りを保とうとしますが、筋肉が少ないと血液の絶対量が少ない上、そういった代償もできにくくなるからです。

世間で高齢者の『百歳体操』なる健康教室がよく開催されているのも、こんな理由です。

今日も、おばちゃんたちは首にタオルを巻き、笑顔いっぱい張り切ってお友達と出かけて行きます。おんちゃん連中が連れ立って健康教室、はあまり見かけません。大丈夫でしょうか？

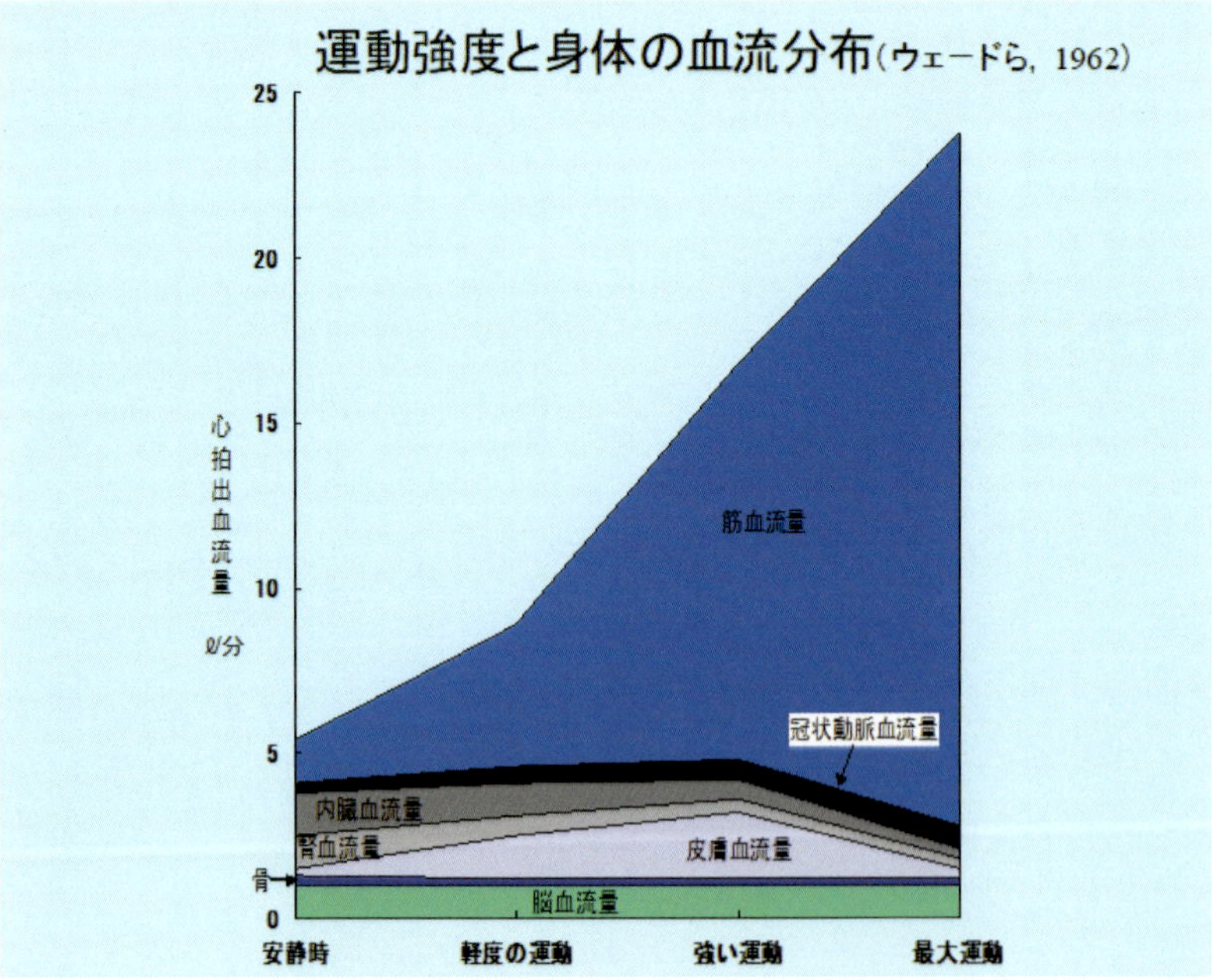

歩行（行動）は心身の健全を保ち、そのことが再び行動へと繋がる。ですから、時間に追われつつも、現代社会にある使わず弱っていくこと（廃用）に繋がる危うさを意識し、如何に時間を作って対処するかで私たちの老後の質は決まってきます。

このような廃用の問題は体力に限ったことではなく、皆さんも何かにつけて「しばらくやってなかったら、だめやね」となっていることでしょう。日頃キーボードばかりたたいている私も、患者さんの面前でド下手な説明書きをしている最中に漢字を忘れ、突然ひらがなになったり変にカタカナだったり、患者さんに動悸があると報告受け、慌てて駆けつけると自分も動悸がしたり、情けないことを繰り返しています。

インサイドストーリー

『仏壇ドクター』

温暖化の影響を受けてか最近の夏は暑い日が一段と多く、連日の猛暑も珍しくない。

そんな中でも雨にも負けず風にも負けず、もちろん夏の暑さにも負けないジーバの皆様は、朝から参拝が如く列をなして病院においでになる。

彼女彼らに言わせると、病院に来れないときは調子が悪いときらしい。それは逆だろと思いつつ、今日もお話を拝聴する。

先日予約に受診されなかった九十歳のヨネさんが来られた。彼女は若かりし頃、小学校の校長先生をされており、習うは一生と俳句の会や健康教室は必ず参加していた。

高齢者の生活は、食の状態を表すこめかみの側頭筋と体の活動を表す太ももの大腿筋、それと活動範囲を表す日焼けの程度で、語らずとも窺い知れる。適度に日焼けしたヨネさんのいでたちは凛とし腰は曲がっておらず、お顔と太ももはしまった体つき、理想的な超高齢者のありようだ。

「この間、ごめんね先生。予約があったけど、ちょっと具合が悪くてね。病院には来れなかったのよ。けどね、お友達のチエちゃんが家に来てくれてねぇ。お話して笑ってお茶を飲んで、ずいぶん良くなったわ。あっはっは」と宣っている。いったい誰が医者か分かったものではない。

「それはよかったね。まだまだがんばれそうやね」と言ってあげると、

「だめだめ、むりむり、もういきません。あんまり長生きすると嫁や息子にも迷惑かけるし、早く逝かないとね」

そこで少し意地悪に、

「早く逝きたいって……、それって今日でもいいってこと?」

すると慌てて、

「今日はだめよ、何言ってんのせんせい」

みなさんいつお聞きしても、今日はダメ、なのである。愚問というものだ。

「そうでしょ、だって人間百二十歳まではいけると言うじゃない。これから三十年はあるよ」

「ひゃ、ひゃくにじゅう!? とんでもない、とてもとても」

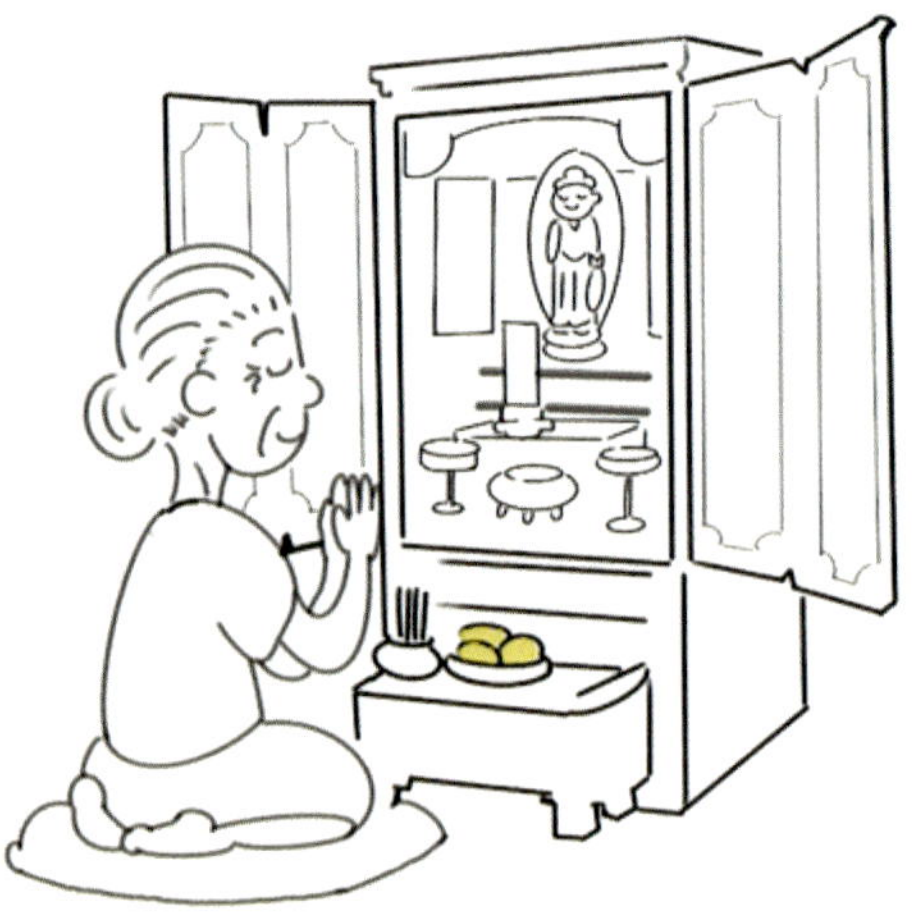

手を振りながら、お顔は満面の笑みである。

ひとしきり近況報告を受け、そろそろお帰りいただこうと、私は彼女のお尻を持ち上げて出口を指差した。

ヨネさんは振り向きざまに一言、

「ほんなら、また来ますね」

もういかんと言いながら、やっぱりまた来るらしい。さらに、

「今度おはぎ作るから、お供え持ってきます」と両手を合わせ、拝んでいる。

私は仏壇か。

５：性的役割分担とこころ

私たちが抱く夫婦関係のイメージには、いくつかのものがありますが、ＮＨＫ放送文化研究所の行った意識調査をみると、その意識に時代の流れに伴う変遷がうかがえます。

少し古い資料ですが、夫婦にみる家庭の理想像についての質問で、

１父親は一家の主人としての威厳を持ち、母親は父親を守り立てて、心から尽くしている。（夫晶婦随）

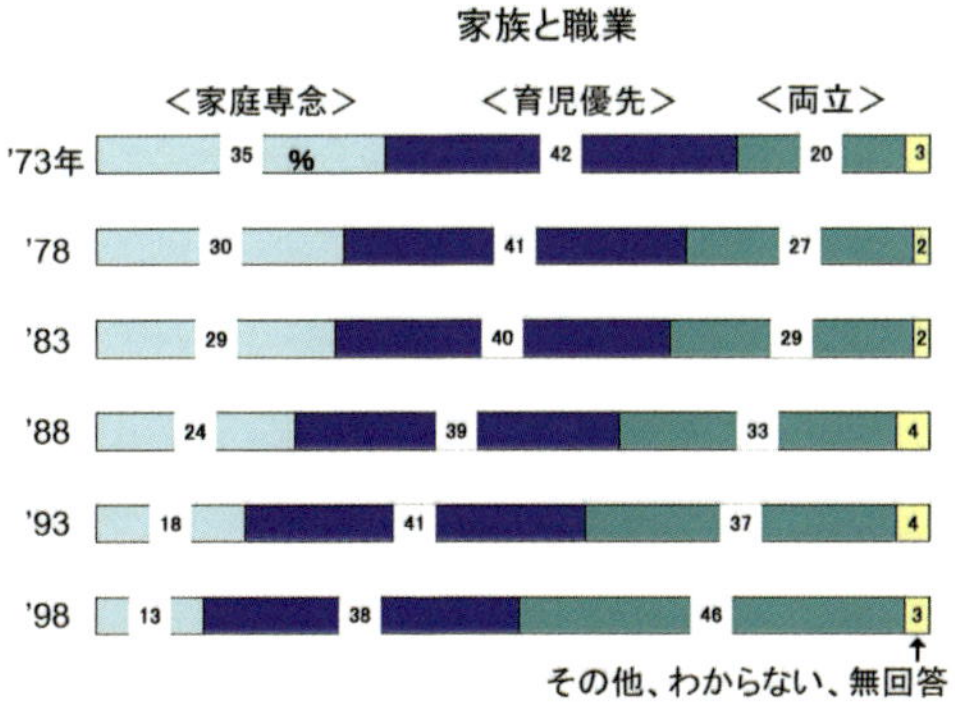

ＮＨＫ放送文化研究所『現代日本人の意識構造』より

2父親も母親も、自分の仕事や趣味を持っていて、それぞれ熱心に打ち込んでいる。（夫婦自立）
3父親は仕事に力を注ぎ、母親は任された家庭をしっかりと守っている。（性役割分担）
4父親は何かと家庭のことにも気を使い、母親も暖かい家庭作りに専念している。（家庭内協力）の四つの中から選んでもらうアンケートがあり、分析した結果を表に示します。

二十年以上にわたる経時的変化で特に目立つのが、『性役割分担型』の意識から『家庭内協力型』へと大きく変わってきたことです。これは年代別にみてみると、「夫は仕事、妻は家庭で家事育児」という高度成長期の日本に見る典型的な家庭像を持った世代が次第に高齢者となり、それに代わって四十～五十歳までの若年層が家庭内協力の夫婦のあり方を感じるようになってきた世相の変化を表します。

いま後期高齢者層へと進んできた世代の男性は、まさしくこの性的役割分担を認識してきた世代です。若かりし頃は一家の大黒柱であり、家庭内での問題については何事につけ決定権は男性にありました。その一方で、社会に出ては多忙な縦組織の中で、型通りの人間関係しか築けない生き方を迫られました。そんな人間に、家庭を守ってきた妻が持つような隣近所との付き合いや第三者とのコミュニケーションが得意なわけはありません。ところが退職後、その役割分担は変わってしまいます。

人権意識の高まりとともに、今や女性の社会進出は目覚しく、これは高齢者層でなお顕著で、ボランティアに参加される高齢者やＮＰＯ法人に見る高齢者は、その多くが女性です。家庭の対外的なことや家事は、引き続き女性が受け持たれ、ご主人様は奥様がいないと何も出来ません。病院へも付き添ってもらい、挙句に症状まで奥様が訴えられます。生活の主導権は奥様にあり、結果、決定権も奥様が握ることが多くなります。

年金生活の男性はというと、趣味を持っている方はいいほうで、ちょっとした用事や散歩以外は余り外に出ようとしません。「妻は外出、夫は自宅で引きこもり」といった様相です。

退職とともに夫婦の役割は変わる傾向にありますが、そのことはことさらに意識されることがありません。健康を二の次にして働き続けた体は、退職後環境の変化で運動量は極端に減少し体力は低下の一方です。気が付けば生活習慣病にさいなまれ、病気に伴う廃用状態も合併しやすくなってしまっています。

体力面だけでなく精神的にも同様で、仕事の役職のような自己肯定できる要素は少なく、老化に伴う幾多の喪失から自己否定につながることが多くなり、うつ病に代表される気分障害をきたしやすくなります。脳に対しては外界からの情報や刺激が少なくなり、これまた使わず知的にも衰え、認知症を合併される方も多く見られます。

このような問題は高齢者の生きがいにかかわることですし、医療や福祉の面でも社会的損失となります。方々に問題認識が広まり、家庭内協力型の意識の高まりとともに、老後の生活に潜む危険性が低くなることを願うばかりです。

インサイドストーリー

『二人羽織』

ある日、七十過ぎの男性を診察させていただいた時の事。

「〇〇さん、どうぞ」とお呼びした。すると「どうも先生お世話になります」と現れたのは、元気はつらつな初老の女性。右手に飲み切ったオロナミンCの空きビンを持っている。

あらあら、このおばさん間違えたのかな、と思って見ていると、手を取られ、というか飼い犬が首ひもで引っ張られるが如く袖をぐいと引っ張られ、ニヤニヤと頭をかきながら後に続いて御本人登場。

ああ奥さんだったのかと思い、挨拶を済ませ、「で、今日はどうされました?」と聞くと、間髪入れず奥様が、「先生聞いてください。この人ね、調子が悪い悪いって言うもんやから、心配で心配で早くお医者さんに診てもらうようにって何度も何度も私が言っているのに全然言う事聞いてくれないんですぅ」と気持ちをこめてご発言。

その後、ご主人に病状をお聞きするたび第一声は必ず奥様。

「それで、どんな具合ですか」とお聞きすると、「この一か月ぐらい、ふ〜らふらする、ふ〜らふらする、言うてね」と奥様。

「他に出る症状とかはどうです」と聞くと、「いやあ、他にはないですわ」と奥様。

「水分は取られてます」と聞くと、「とってません」ときっぱり奥様。

そんなことはないという顔でご主人が奥様を見上げ、ぼそっと言おうとすると、「とってへん、とってへん」と上から大阪弁バリバリである。

「何か飲まれているお薬はありますか?」と聞くと、「これですねん。この薬大丈夫でっしゃろか」と薬を差し出す奥様。

ご主人は何とか話そうとするも、口をパクパクするばかり。まるで素人の腹話術を見ているよう。言いたいだけ言っておいて最後に一撃、「ほら、あなたもちゃんと言ってください」

ご主人は苦笑するしかない。奥さんはペロッと舌を出して、ご主人は、これだから困ったもんだ、と言わんばかりに奥さんを指さして、大きな歯を出しながら笑っている。つられて私も笑っている。この世代のある意味いい夫婦の典型を絵にかいたような二人である。

やはり女性は強し、老いて益々強し。受け止めているご主人も、いまさらの感もなく心得たもの。

今の世、自分らしさは失わずとも「老いては奥に従う」が良策のようである。

6：高齢者のこころ

「高齢者にとってはこころが大切、だからこころのあり方を大切にしましょう。人間はこころです」と言っても人生は不条理なものです。

高齢者の心理、それをあえて否定的に表現すると「喪失の心理」と言われます。

退職により仕事を辞め組織内でのポジションはなくなり、あるいは尊敬や敬意を集め信頼されていた社会的地位を失います。プライベートでは体力気力が落ち、若かりし頃の自分はいません。以前歩いた道も長距離は歩けず、新たな学習意欲もわきにくくなります。人間関係では、親しかった友人は入院したり亡くなったりで、身近な友達が少なくなります。そして、何よりも大切な両親、妻や夫を失うなどの試練が続きます。このように今までの長年にわたり生きるこころの拠り所となっていた存在が失われていく喪失体験が多くなります。

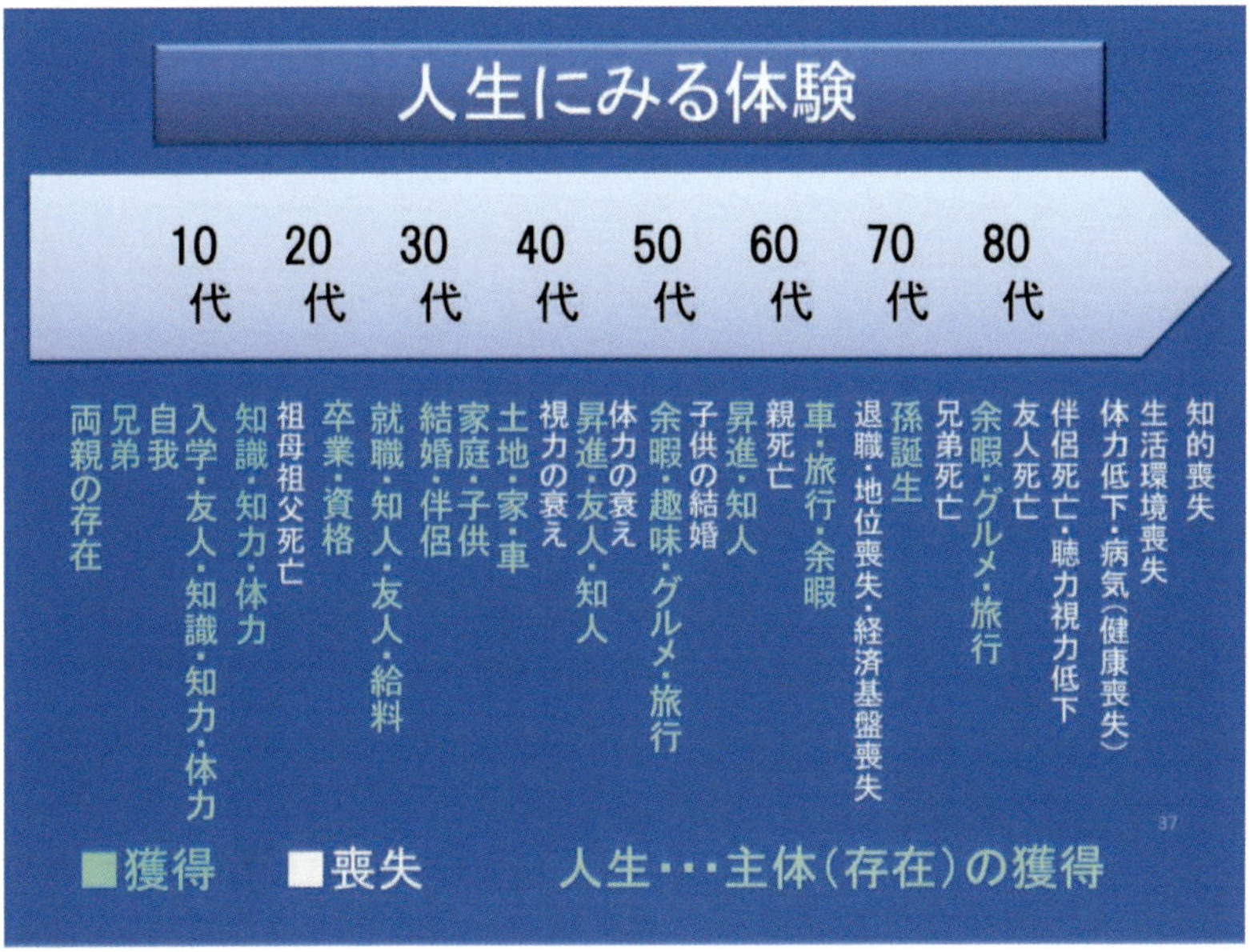

表は少し古い資料で恐縮ですが、経年的に自殺率の変化を追ったグラフです。

非高齢者であっても、定年が近づく世代は体力的衰えを感じはじめ、子供は巣立ち親は他界し、役職定年を迎え社会的に獲得できるものが少なくなったり、出世をしても責任の大きさからストレスも大きくなったりします。この時期その世代は喪失の大きな波を迎えます。それが五十台を中心とした自殺率の上昇となっています。

退職とともに責任やストレスから解放され、ある意味自由度が高まり、いったん自殺率は減少します。しかしそののち待っているのは、病気の罹患からくる健康面の不安、年金暮らしからの経済的問題、配偶者や親族の他界などさらなる喪失の高まりです。今から健康に生きられるのか。病気をして寝たきりになるのではないか。今の住居環境でこれからも安心して暮らせるのだろうか。年金で生活できるだろうか。お金に困ってしまうのではないか。健康や生活障害、経済的不安等のこれからの生

年齢階級別にみた自殺死亡率の推移

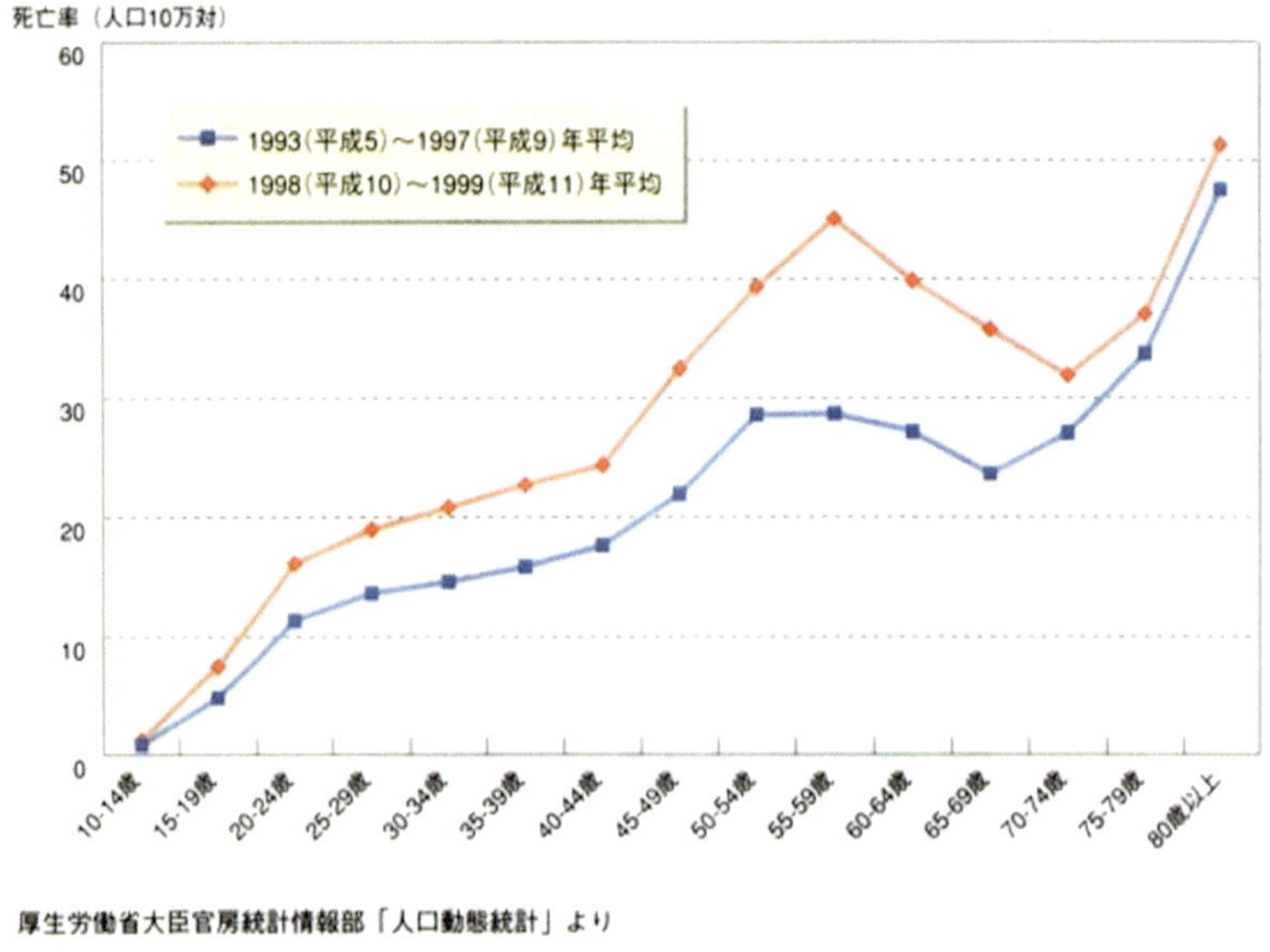

厚生労働省大臣官房統計情報部「人口動態統計」より

きる不安、これからの喪失が続きます。

ある意味の知的低下を余儀なくされ、こころのあり方が重要となる時期に、自己否定に繋がる喪失感が降りかかってきます。人生を生きていく中で、最も試練となる時期を迎えているのがご高齢の方々であり、私たちが必ず行く道です。

よく「年寄りは入院したらボケる」といいます。

後期高齢者となり、知的に落ちつつある人間が住み慣れた終の棲家を失い入院し、そのこころに鞭打たれる状況となっているのです。人格の中核であり最後の砦ともいえるこころを傷つけられた結果、それは人ではなくなります。大声を出したり、徘徊したり、便をつついたり、混乱や不安は怒りとなり暴力を振るったり……。

本人はそうなりたくてなっているのではありません。

この側面、「ボケる」のではありません、「ボケさせている」のです。

おじいちゃんおばあちゃんが、どんなに活気に乏しい元気のない生活を送っていても、誰しも生きる輝きを取り戻せる瞬間。それはお孫さんとのコミュニケーションです。命が受け継がれた感激や共

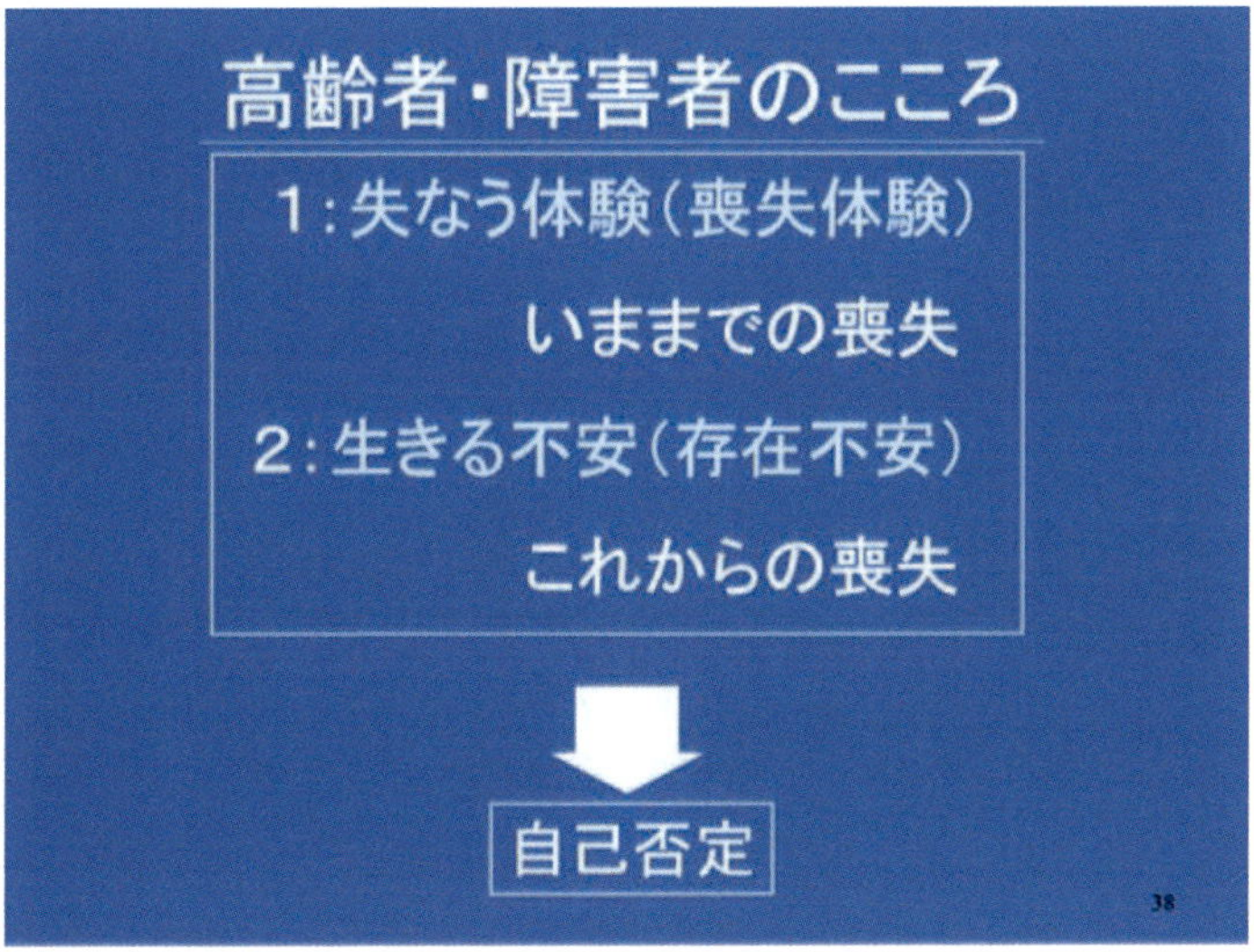

感が、生きる喜びや慈しみとなり基本感情から高等感情に繋がる変化が沸き起こります。

「歳をとって最近これほど楽しい時間を過ごしたことがなかった。ほんとにありがたい。また来て遊んでね」と近所の老夫婦が孫との時間に喜色満面です。

喪失の心理を埋めてくれるのは獲得の心理です。孫の誕生は誰でもが体験できることではありませんが、人間関係の獲得は安心や幸せ感をもたらしてくれます。

後述しますが、年老いて経済力がなくなっても、体力や力がなくなっても、友人やなじみの人間関係は新たに獲得することができます。それは人生の拠り所であり、こころの世界を支えるかけがえのない宝物です。

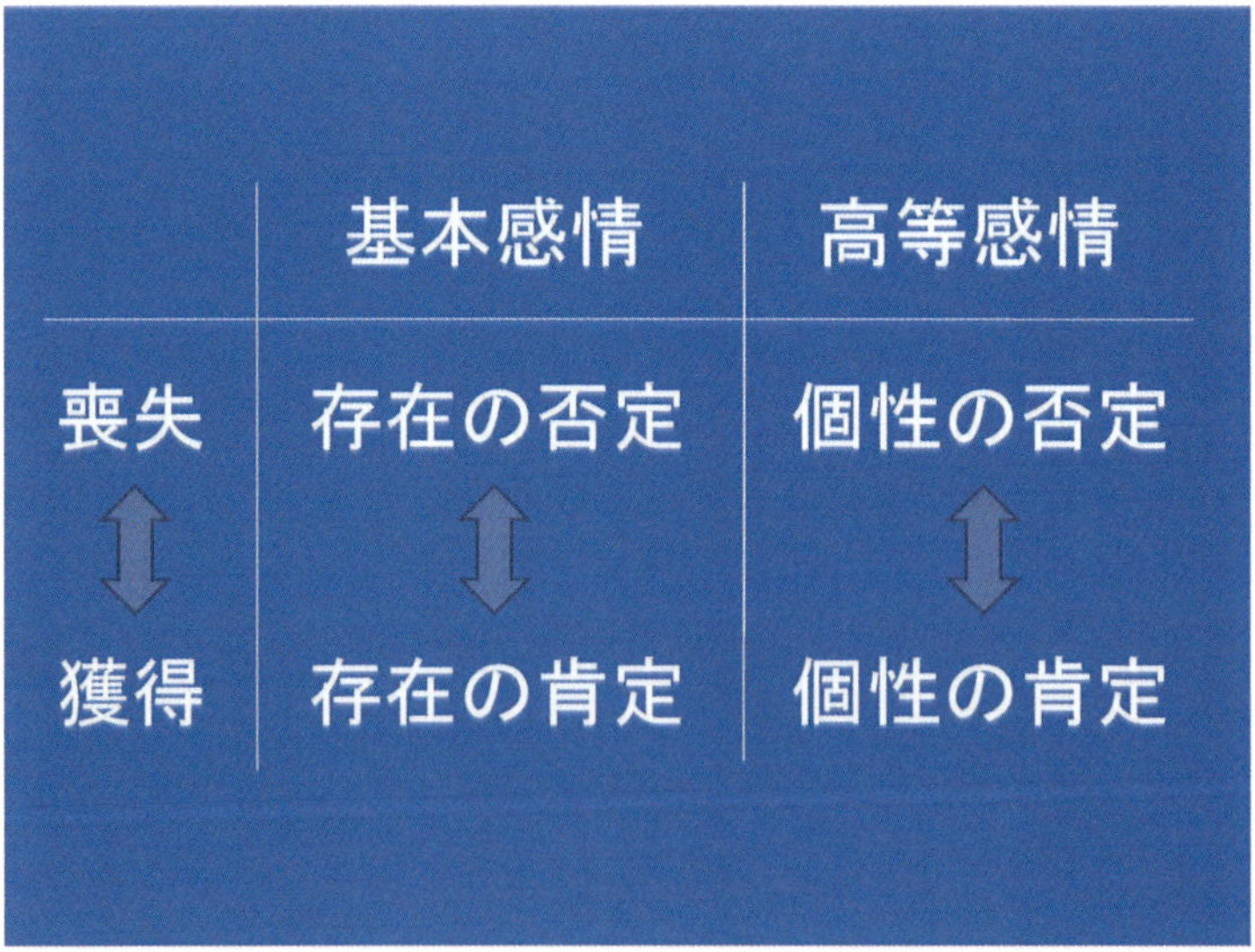

第三章　脳が語る道しるべ

何度も言いますが、私達が行く世界はこころの世界です。とすればその道すがら、我々を支えてくれるものは何なのか、考えてみましょう。

１：遊ぶように生きる

生殖機能の衰えとともに、あるいは第三世代の誕生とともにその世代の生き物は生物学的存在意義を失う、と冷たく言われます。これに関し私たち人間は他の生物とは異なり、そのあり方ひとつで大きな意義を持ってきます。一つは知的能力においてで、「知能のあり方」の項でお話させていただいたように結晶性能力の充実がありえる点です。超高齢の作家、画家、音楽家など珍しくありません。この人たちの、世に言う人生はすばらしい論を聞くにつけ、その気になれば年齢を重ねてもますます輝ける可能性は誰でも持っているのでしょう。

私達は人としての価値をどういった点に見出しているでしょう。世に表彰され長きに亘り賞賛し、称えられているものにはどんなものがあるでしょうか。身近なところでは、感謝状、功労賞などの仕事や役職、社会奉仕についての表彰。有名なものでは、文化勲章、人間国宝、あるいはアカデミー賞やノーベル賞などなど、その多くは新たに学習する能力に対してではなく、それまでの経験から培われた能力や人格をたたえています。

日常で言えば「仕事ができる」とか「あの人がいないとダメや」、あるいは「なかなかの人格者」と言われるのが特に嬉しいのと同じです。学習する力があるというだけでは生活や社会を支えれません。

流動性能力は平たく言えば、誰もが大なり小なり持っている能力であり、誰もが衰える能力です。一方結晶となって表れる能力は、個人の意欲や努力や経験の積み重ねでのみ得られ、蓄積しアイデンティティーとなり、それが世を支えている存在の質として実感され評価されています。

人生に目標があることは、達成（獲得）の喜びが待っているということです。ゆえに目的のある人生は、充実感や幸福感につながっていきます。この目標達成（問題解決）能力が結晶性能力です。趣味（目的）と役割を持ち、それを通して人間関係を広げ、生きがいや幸せとする。

ただし、なんでかんでも目標を先に設定するとそのために耐える、いわゆる手段的行為が多くなります。人生は楽しまなければなりません。ですから目的を先行させるのではなく、今を楽しむこと（自己充足的行為）から始めましょう。するとすべからくさらなる知的欲求やその行為に意味を持たせようと次の高等感情が頭をもたげます。そこで必ず目標は見つかります。

カナダの精神科医エリックバーンの言葉にもあります。

『他人と過去は変えられないが、自分と未来は変えられる』

今までの自分を否定せず自分を認め、悦に入って調子に乗って、まず一歩を前に出しましょう。そして自然や人に会って、文字や言葉に会って、新たな経験の扉を開けましょう。

常に目的を生きてきたわたしたちは、何かをしようとしていないと物足りなくなったり、何のために生きているのだろうと、むなしくなったりします。あるいは目的が達成されなかった時、思考する中で比較することに意味があると錯覚し、ああだこうだと考えをめぐらし、なにがしかのダメ出しが出てきます。目的や比較に囚われた自分、そんな過ごし方こそダメなのです。

今を生きましょう。

始まりは、観て聴いて触れて喋って、言葉であり読み書き計算であり体を動かすことであり、自然や人とのふれあいや趣味や遊びの世界です。

梁塵秘抄*にも歌われた、『遊ぶように生きる』

ふざけた言い方のように聞こえますが、的を得ています。

*後白河法皇が編者となり、平安末期に読まれた歌謡集

２：共感と寛容の輪に生きる

結晶性能力の充実に加え、高齢者の世界を支える要素は人間関係にみる価値観の創造です。脳は脊髄の端が膨らみ分化したものですが、発生学的に層構造として考えられます。その中で中心にあり木に例えると幹の部分(脳幹及び間脳)が最も古い部分です。この部分は、進化の歴史を考えると爬虫類と共通する脳といわれます。

次に芽生えたのがこころの活動に重要な大脳辺縁系を中心とした比較的古い脳の部分で、犬猫など下等哺乳類の脳

と共通点があるといわれます。そして最後に進化した脳が人間で最も発達した大脳皮質で知能と行動の脳と呼ばれます。ですから、基本的なこころの形成は哺乳類には共通してみられます。

それでは、この哺乳類と爬虫類の違いは何でしょう。体温の違いでしょうか、皮膚の感じの違いでしょうか、骨格の違いでしょうか。

その違いはまさしく、哺乳行為があるか否かです。例外を除き爬虫類は卵を産んだら生みっぱなしで後は何もしません。卵が孵化しても幼弱な時期に栄養を与え親が守ることをしません。子供が天敵に食べられそうになっても関係ありません。あるいは、子供を守る行為があったとしても条件的あるいは反射的なものであることが多く指摘されています。

この点、哺乳類は子育てをし外敵から子供を守ります。乳を与え餌を与え子を守り、襲われそうになったら敵を威嚇したり、あるいは親が敵の注意を引き付けたりします。そこには、自分の子供に気持ちを寄せる親子の絆というこころの結びつきと、その表れとしての哺乳行為や養育行為があります。基本的に行為は意思や気持ちがないと起こりません。

次に、哺乳類の中でも犬猫など下等哺乳類と高等哺乳類との違いは

脳の進化と社会性

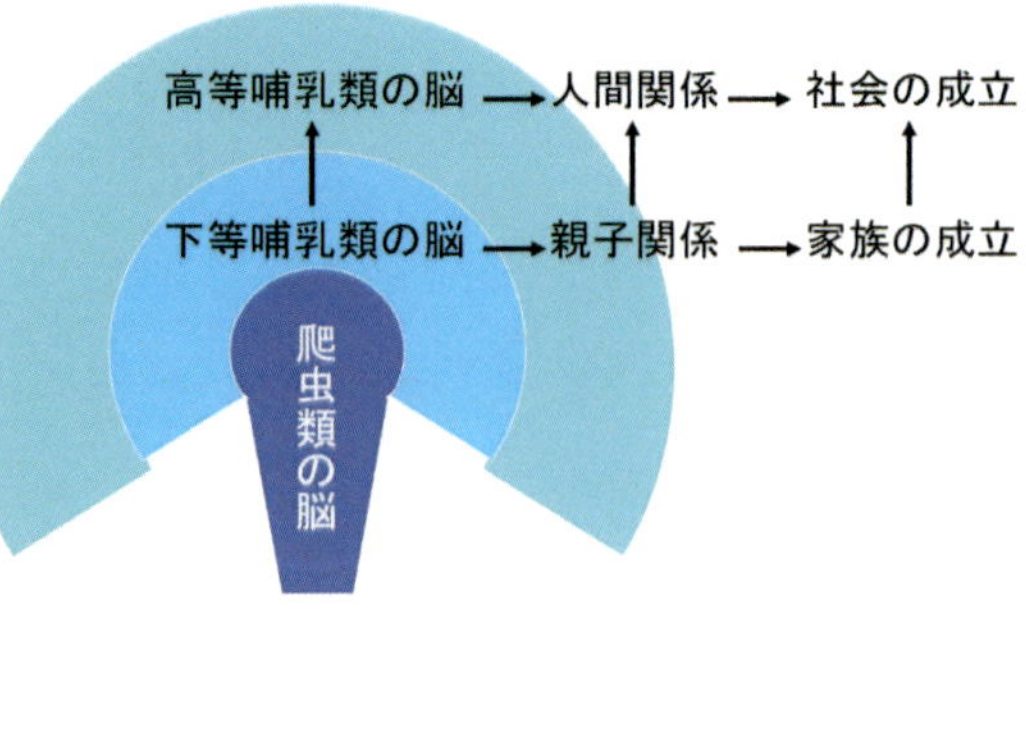

何でしょう。四足歩行と二足歩行の違いでしょうか。文化を持つか持たないかでしょうか。それは個体同士の精神的関係から作り上げられたルールのある社会、或いは親子関係以外の個体間に精神的な結びつきや社会性のある関係があるか否かです。大脳辺縁系の外を取り巻くように発達した大脳皮質、知能と行動の脳は、今ある高度文明化社会を作り上げてきました。あるいは、高等哺乳類と言われるチンパンジーやオランウータンなども、その立場的違いや組織の中での地位の違い、精神的距離感を感じ社会を形成しています。社会学が個々や集団の関係性に一定の法則を見出す学問であるように、社会とは決まりのある個体関係によって作り上げられています。ですから大脳皮質は人間関係のためにある脳、社会を形作るためにある脳とも言えます。

人は一人ではその人らしく生きていはいけません。その人らしく納得して生きるには、他人と共感できる関係性（社会性）が必要です。

社会の形成には原始の時代、まず食料と子孫の確保のために家族単位の構成を広げ小規模な集団が形作られました。その後生存の手段や安心を求め次第に大きな集団となり、さらに風土の中で納得を得る生活や利便的満足を充足するため、文化や文明のある大きな集団へと歩んできた人類の歴史があります。

集団はそもそも敵対していては保てず、共感しなければ集団にはなれません。それは、脳の深部で作られた基本的なこころの働きを進化させ、親子に始まる絆というこころを、他の個体に対しても共感する歓びを感じるこころへ進化させることで、人と人との絆として広げ深めてきた脳の歴史です。

要するに人は、互いの存在と質を認め合うことに歓び（快感）を感じるこころ（高等感情）を持つ動物なのです。ですから、お金がなくても、若くなくても、家族を失っても、新たに獲得できる人間関係が歓びとなり、生きるこころの支えとなります。

長い人生、誰しもつらいことや耐えがたい道のりがあります。辛酸を感じ苦渋に苦しむとき、何よりも助けになるのは友やなじみの人間との共感です。

『疾風に勁草を知る』と言います。

皆さんご経験の通り、いつの時代も持つべきは友、なのです。


よく病院へ通い詰めているおばあちゃんは、病院外来で患者さん同士気心知れた友達関係を作っています。ですから仲良しのお友達と病院で会える日でないと、診察させてくれません。また、定期の予約であってもプライベートでお友達と会う用事が入っている時は、診察御免です。優先事項は人間関係であり、生活の中心は人付き合いです。

デイサービスや通所ケアが行われ、寄り合っている意味も同じです。「今日もみんなで話ができてよかったぁ。やっぱりいつもの仲間がおったら楽しいいし気が休まる。けど、薬も無くなるし

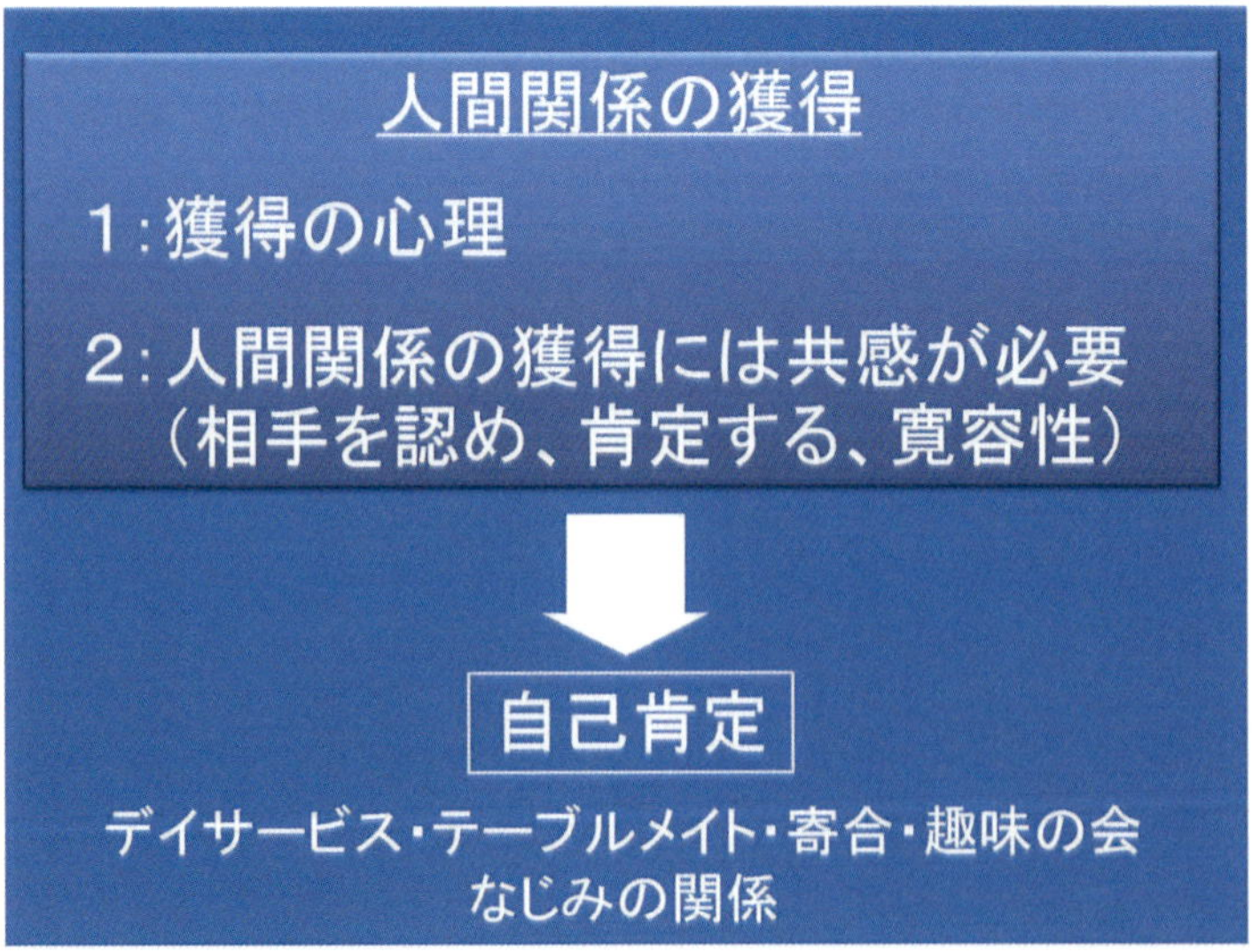
人間関係の獲得
1：獲得の心理
2：人間関係の獲得には共感が必要
（相手を認め、肯定する、寛容性）
自己肯定
デイサービス・テーブルメイト・寄合・趣味の会
なじみの関係

病院の診察も受けないとダメでしょ。ついでに寄ってあの先生の顔も見て行きましょかねぇ」といったところです。

認知症の方にとって、このことはさらに重要です。病状が進まれた方は、こころの世界そのもので生きています。私たちの世界で通用する理屈（理解を求めること）は通りませんし、残念ながら理解力が大きく改善することもありません。老化ではなく記憶し理解する力を障害された脳の病気です。ですから、私たちの世界で言う正しい正しくないなどは余り意味がなく、こころが頷くことが正しいことなのです。

かの人々にとっての家族とは、最もこころのつながりが強く親しんだ人間関係をさします。そのため、なじみの同室者やテーブルメイトとなった友達が家族となります。赤の他人が妹や娘となり、こころの家族が出来上がります。こうなるとその方は安心と幸せの世界で生きることができます。

施設のスタッフとの関係にも同じようなことがいえます。主体を尊重したケアを心掛け、患者さんに共感し、なじみの関係となったスタッフの言動には、すぐに納得できるのでケアがスムーズになっていきます。逆にこころの距離が遠いスタッフが近づいてきて「十二時になりました。お昼だからご飯を食べましょう」と理屈を言っても納得してくれません。「あたしは食べたくないの」で終わりです。しつこく言ったら「何であんたみたいな他人に言われないかんの」と怒りだします。その隣で仲の良いテーブルメイトが一言、「ねえ、〇〇ちゃん、お昼のご飯みたいやけど行かない？」と話しかけると、「うん、行く行く」とすんなりです。分かってないケアワーカーは、「かわいくないババア」と思うのが関の山です。

家族の関わり合いの状況によってもまた、こころの世界が垣間見えます。普段から滅多に連絡も面会もない家族が久々に訪れると、その関係は家族でなく他人様です。家族が「おばあちゃん、元気にしてた？」と声をかけても、「あ、どうもこんにちは……。あんたはどちらさん？　ですかねぇ」となるわけです。会話が途切れると、赤の他人ではあるけれど、いつも隣にいるなじみ友達に親しく話しかけます。この光景を家族が見た後、おばあちゃんに向かって「おばあちゃん、この方は？」と聞くと、おばあちゃんは、「これはあれよ、あたしの妹の○○ちゃんよ」家族はこの話を聞いて、「おばあちゃん、さらにボケが進んだわねえ」と言い合って悲観的になります。ところがこの状況でのご本人は、なじみの関係の中にこころの家族関係が生まれ、幸せに近い安心感がもたらされた世界で生きています。それはある意味、自己否定を受け続けた現世からの解放、と言えるのかもしれません。

こういった方には、認知症の周辺症状である精神症状（妄想、せん妄、幻覚など）や異常行動（徘徊、不潔行為、異食、暴力など）は、まず認められません。人格の中核を担っているこころの安定がもたらされ、人間らしさを再び獲得した生活といえるでしょう。

『遠くの家族より近くの他人』

私たちの世界でも同じようなことが言えるようです。

インサイドストーリー

『うなずき』

休日の夕方、スーパーへ買い物に出た。

家を出てすぐの道端、通りの出口の門に住んでいるおばちゃんたちが立ち話をしている。不燃物を出すときは、いつも金剛力士のごとく目を光らせ見張り番のように立っているものだから、ゴミ奉行として一目置かれている二人だ。

何を話しているのか「そうそう、ねぇ、ほんとその通り」うなずきながら相手の肩に手をやりながら、楽しそうにおしゃべりに花を咲かせている。

私も講演会でお話をさせていただくと、みなさんがよくうなずいてくれる。すると気分良くなり弁舌滑らかとなり、「ごめんね、すごいね、ありがとね。この三つの言葉は私たちの人生を豊かにしてくれる魔法の言葉です」などとついつい分不相応なことまで喋ってしまう。そんな余談であっても、またまた「うんうん」とうなずいてくれるので、どんどん話が長くなる。うなずきの波に乗せられすぎると、「何の話でしたっけ？」となることもしばしばだ。そして終わると、心地よい疲れに満足感が漂う。

日常では、自分の話がまだ終わってもないのに、相手に話の腰を折られるとなんだかイライラする。一方普通に聞いてもらうだけでも、心置きなく話すことができれば、なんだかすっきりする。受け入れられると人は安心する。だから失敗談でも話を聞いてもらうだけで、気持ちが落ち着く。聞いてもらえた時間は、自分を認めてくれた時間であり、安心があり喜びがあり共感へとつながる。そんな中、うなずく行為は潤滑油となっている。

スーパーからの帰り、行きと同じ道をせっせと帰ってきた。買い物を済ませ一時間あまり、ふと傍らを見ると、金剛力士のおばちゃんたちは、腕を組みながらまだまだ話が続いている。日差しは尽きても話は尽きない。そして相変わらず大口で笑いながら、これまた大きくうなずいている。なんだかこちらまで可笑しくなってきた。

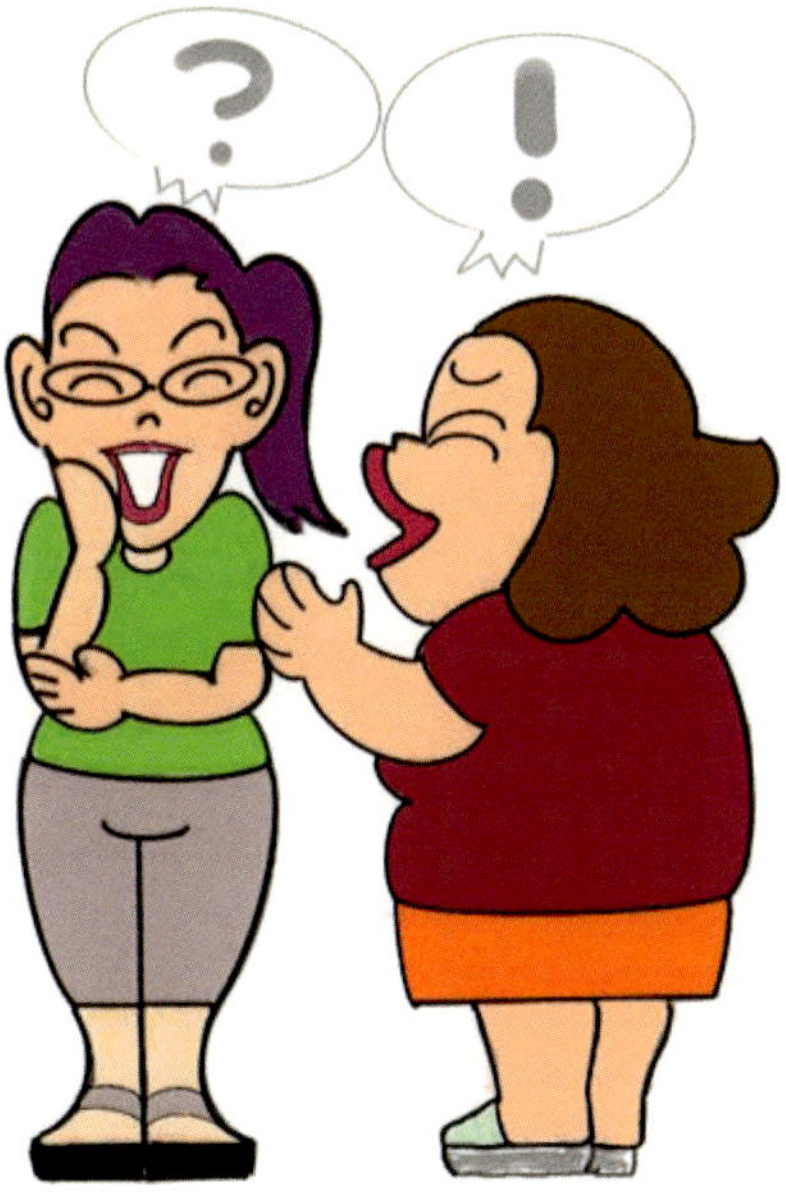

花にもいろいろあるが、うなずき効果で話の花はまだまだ満開らしい。

3：コミュニティーに生きる

生産者世代と言われ時間と予定に追われている私たちにとって、生きることの情報源はそのほとんどが外界から得られます。この日々流動する変化に対し、あふれる情報を限られた時間で処理して生きています。そこに生きる死ぬの感覚は無く、体の内からの情報に意識を向けることはほとんどありません。常に意識は外界を向いています。そしてこんな意識のあり方で毎日を過ごすうち、無意識に自分は病気と関係ないと思い始めます。健康であって当然で、そこに不自然さを感じないのが常となるのです。

しかし歳をとると、状況は次第に変化していきます。誰しも加齢に伴い、五感に衰えをきたし外界の情報は次第に減少します。目は見えにくくなり、耳は聞こえにくくなり、感覚は鈍くなります。一方体の中からは衰えを示す情報が増え、外からの情報の低下とは逆に相対的にも絶対的にも大きく膨らんできます。体力的な衰えから病気に対する不安が生じやすくなっている時期に、「何か胃の辺りが変、癌じゃないか」とか「口がもつれるような気がする、中風じゃないか」、或いは「近頃物忘れがひどい、認知症?」と体の中からの情報に否が応でも意識が向き始めます。この変化は誰も逃れることができません。内部情報は身体機能の退行を意味し、喪失（自己否定）に繋がる要素が多いため不安感が惹起されます。

かくして高齢者は心気症状と言われる、ああだのこうだのといった症状が必然的に増えてくることになります。ですからお年よりのお話を「このばあさん、容態が多いなぁ」ではなく「お年寄りは容態が多くて自然、少なければ不自然。その世界を受け止めてあげるのが私たちの役目」と悟り、受け入れましょう。

そのお年寄りは未来の私たちであり、私たちの行く道ですから。

社会は人間関係です。人間関係は自分の体内の情報に基づいた関係ではありません。外界がもたらす情報にこそ、人間関係を築く要素があります。ですから社会参加することは、考えても解決しない自分の体の問題で不安になりがちな高齢者に、生きている世界の広がりと、意識や気分の転換をもたらすことができます。

よくご高齢の方が症状を訴えられるとき「一人おると頭が鳴るし重くなってすっきりせん。体も何かふらふらする。けど外へ出て友達と一緒に話したり好きな園芸をしたりしてると、気にならないし何とも無い」とおっしゃるのはこの典型です。そこで得られる情報は外界への意識の転換から気が晴れるだけでなく、獲得であり自己肯定であり、生きがいへ通じる道です。

経済小説の開拓者であり第一人者の作家城山三郎氏が、共同通

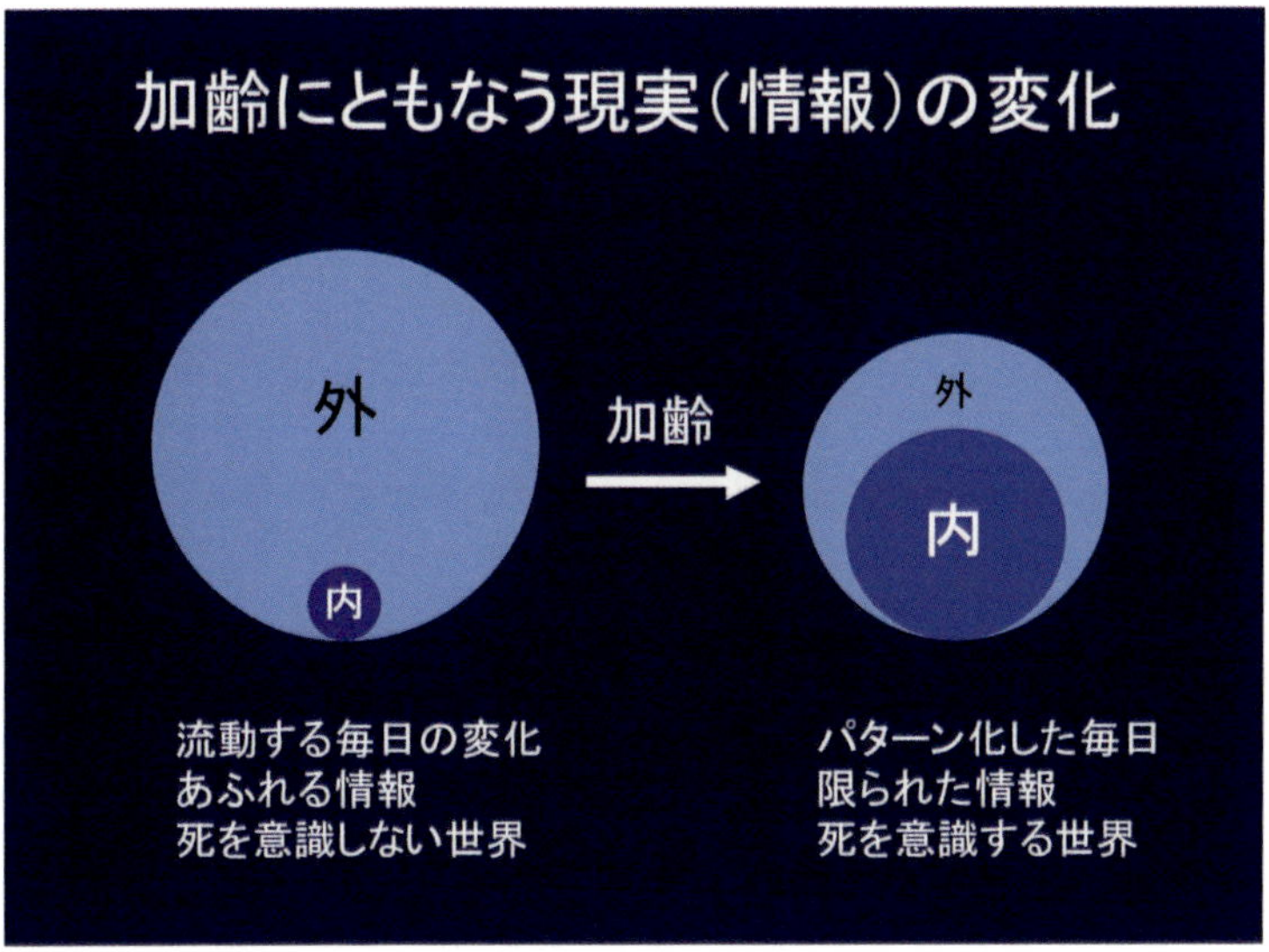

信取材の中で人と社会との係わり合いについて「人間、やはり社会とどういう形でコミットするかです。そこでしか生きがいは生まれないと思います」と話されている通りです。

高齢化社会を迎え、やせ細る生産年齢人口と肥大する老年人口の構図は今後さらに進行します。そのためわが国は社会制度の改革に迅速な対応を迫られています。六十五歳以上の人で要介護状態となるのは全体の十五～二十％程度であり、残り八十％ほどの高齢者は健康に生活を送っていると考えられます。（とはいっても、今どき健康寿命でも男性は七十二～七十三歳、女性は七十五～七十六歳と言われており、六十五以上で高齢者というのはいかがなものかとは思いますが、年金や介護保険或いは就労規約等、社会システムや制度的なものとの整合性も考えた線引きとなっているのでしょう。医学的には七十歳以上で高齢者とする発表が多くなっている様に思います）

この老年人口に対し行政は、個々の保険や医療費の負担増に加え、活動性や自己意識が高いと思われる前期高齢者（六十五～七十四）を生産者人口に取り込むことや、開始年齢別の受給要件変更で年金にかかるコストに歯止めをかけようとするでしょう。順次定年を延長し継続雇用やパート雇用（シルバー人材）、ボランティアの増加を目指してきます。

嫌老と言われる世相であり、現役世代の職場を奪わない形での融合性や、高齢者の社会参加の理解、及び互助的な意識の育成等の課題を残しますが、退職後引きこもりがちな日本の高齢男性が引き続き社会とつながりを持ち、心身両面で支えうる寛容な社会となれば願わしいことです。

４：今を生きる

現代社会では余りの情報の氾濫のために、今生きている情報よりも社会の情報（外界の情報）が私たちの意識を埋め尽くします。今日は何月何日から始まり、仕事や学校でどういう予定があってそのために何をして、セミナーや塾へ行って誰々と約束があって、ＹｏｕＴｕｂｅを見てネットで買い物をして、と限られた時間の中で自分の命に意識を向けることはなく毎日を送っています。

高齢化社会の中、私たちは生きて当然であり、そこに何の不思議も疑問もありがたみもわきにくい生活を送っています。その当たり前の意識の中で数多の情報に埋もれ、意味に気付かれにくくなりやすいのが、現代人の生活感です。

そして前述の如く、文明化社会は私たちに目的を生きることを是とし習慣化します。このため、生活感にある今を生きる行為の意味を忘れさせます。

生活感には生きている実感や喜び、個性や生き方に繋がる精神的要素が多く含まれます。情報化社会の中で行動し外界の情報に喜びを見出してきた私たちには気付かれにくい部分です。方や、行動範囲が狭

生活動作、環境にある精神的要因

会話　共感的結びつきをもたらすこころの交流
　　　生きる拠り所を得るなじみの人間関係の成立

食事　楽しみ、好みなどの情動活動
　　　意欲の発動
　　　交流で心の結びつき

排泄　健康の目安
　　　気分の爽快感
　　　他人への配慮、羞恥心

更衣　個性的好み
　　　生き方の一面　　　などなど

く日常生活を自分の部屋や病室でパターン化され過ごすことの多い御高齢の方には、個性あるその人らしい生活を感じることが、生きている今を支えてくれる重要な要素となります。

例えば表にあるように、食べ物を摂取する行為。私たちはおなかが空いたから食べる、おいしかった、まずかった、あるいは時間になったので食べるといった程度のものです。しかし、食事を共にすることでこころの交流がみられ、そこに気分や欲動といった精神活動があり、食べれる食べれないで健康の目安があり、食べるものにその人の好き嫌いがあり、好んで食べるものに過去の食生活が見え隠れし、食べ方や食べる順序には性格も反映され、食器には好みのものがあり……と食事一つをとってみても、こころの営みとそれにかかわる多彩な要素が含まれています。

各々の生活にかかわる行為に支障をきたしたり意にそぐわなかったりすると、不安感や不快感をきたすことが多くなりますが、とりもなおさず、それは生活感にこころを支える要素があるということです。

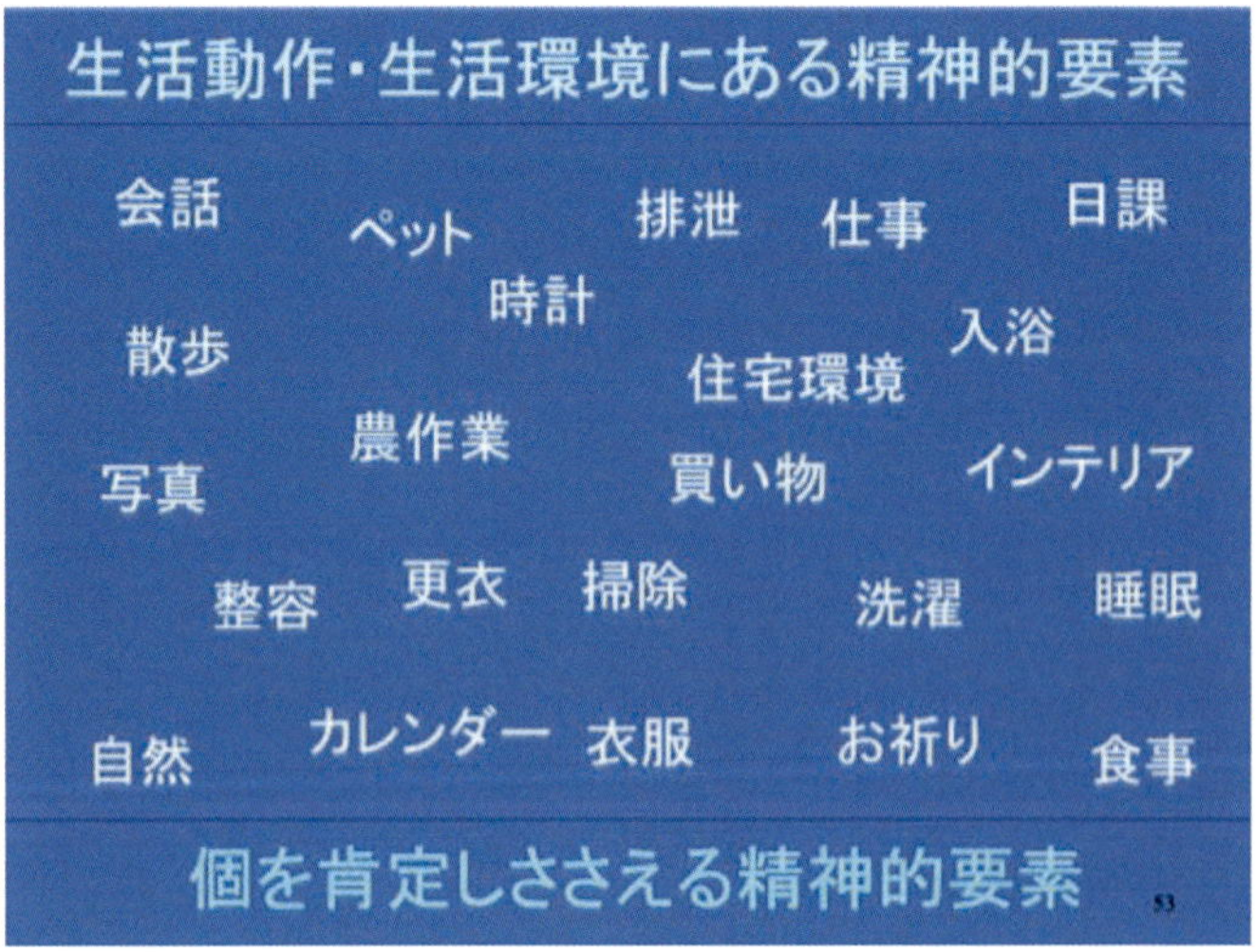

生活環境にある情報（存在の安心）

個人が存在する事の時間的情報

日付、季節、行事、

時計、カレンダー、日程

食事、入浴

個人が存在する事の空間的情報

自分のベッド、部屋の状況

同室者、写真、飾り付け

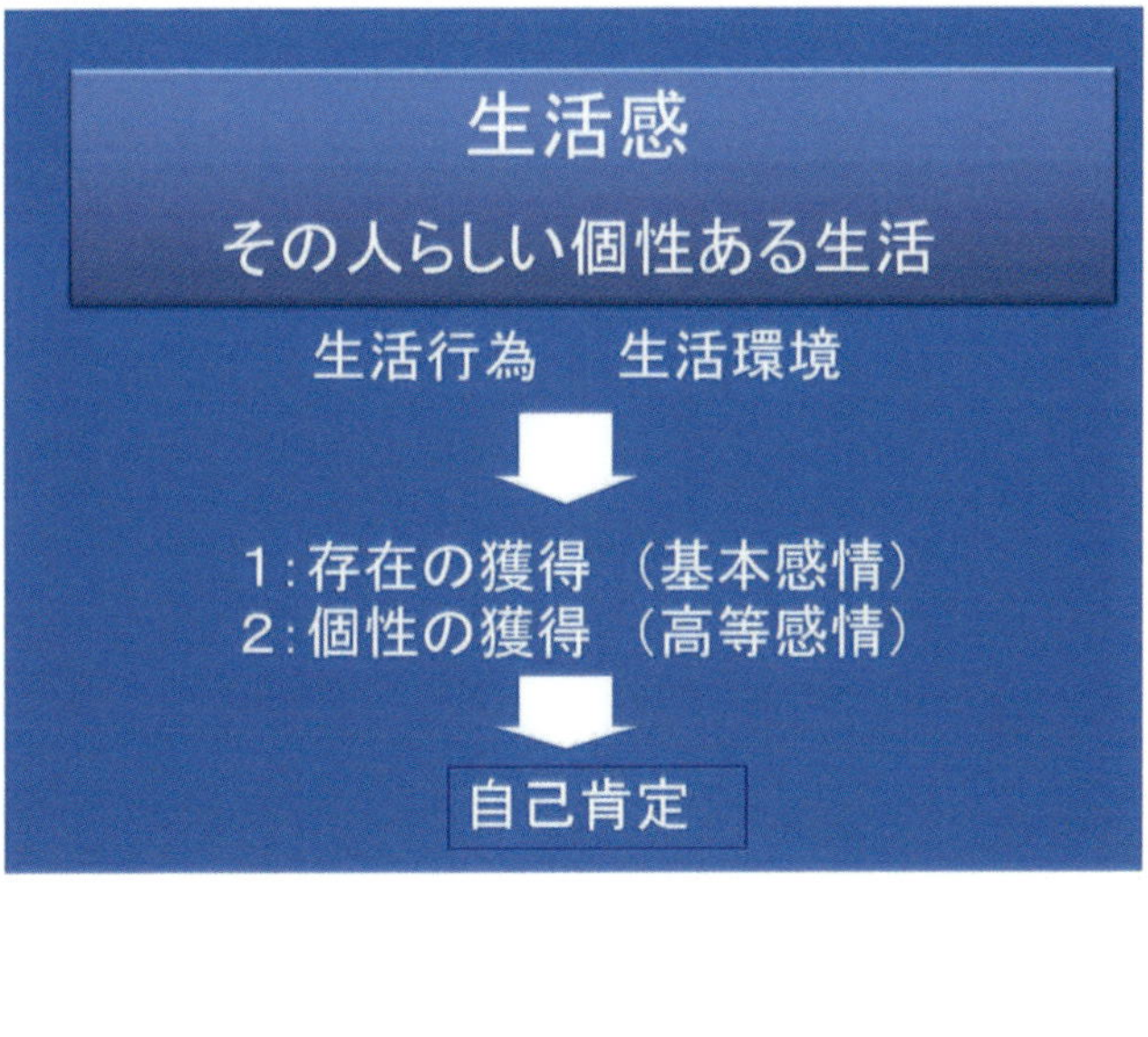

また生活環境を認知すること自体、今生きている安心に繋がります。入院入所に特に欠けているのはこの点です。目を覚ませば白い壁、今日が何月何日で何曜日か、天気で困ることも無く、決まった時間に配食され出されたものを食べ、

トイレに行きたくなったら行くけれど、それ以外は行く場所も無いため余り動こうとせず、明らかに自宅にいる時に比べて日中横になっていることが多くなります。

決められた検査、決められた食事、決められた就寝時間、そこに生きる主体は無く、受動的に流される時間が続きます。人間横になって天井見上げるのと、起き上がって周囲を見渡すのとでは目に飛び込んでくる情報量は随分違ってきます。働き盛りの人でさえ、横になることが多くなると頭がボーっとし、メリハリの無い流される時間の中で何かすっきりしなくなります。ご高齢の方であれば、今の状況判断が鈍るのは当然のことでしょう。そして分からない、判断のつかないことが多くなれば、誰しも不安や恐怖感を持つようになります。

知能の衰えた認知症の方は、何とかこころで人間らしさを保っているのに、この様なストレスは弱り目に祟り目です。人格は瓦解、不安定な病状に直結し、精神症状の悪化や問題行動の増加に繋がります。

インサイドストーリー

『快哉を叫ぶ人々』

連休明けの月曜ということもあってか、あいにくの天気にもかかわらず病院の外来はいつもに増して患者さんでごった返していた。玄関入って正面にある受付の前は長蛇の列となっており、向かって右の検査の待合は、椅子に座れない患者さんで溢れている。そのうえ早朝から立て続けに搬入された救急車のサイレンも、外来の騒々しさに油を注いでいた。

押し寄せる患者を前に、おもてなしをモットーに忙しく動く看護師は、アントニオ猪木の物まねをしているわけではないが、口元は笑っていても眉間にはしわが寄っている。救急担当の医師も表情は硬く余裕はない。喧騒の中で見ると、待合にある水槽の金魚も何だか大変そうだ。職員と同じで一緒にアップアップしている。

外来患者さんの表情はというと、そう悪くはない。病人と聞けば何か悲壮なイメージを浮かべがちだが、その七〜八割は定期通院や予防的加療の方なので、苦痛や不安からくる悲惨さが立ち込めた感は少ない。病気の集まる所ではあるけども、病気の代わりに思いやりというこころをうつし合っている。だから社交場の様相さえあり、会話の中で安堵感を得ている人も多い。そのため人によっては診察する前に、ある意味治療が終わっていたりする。

私は話をうかがうのが生業であり、できるだけ傾聴してあげたい。しかし意に反し時間は待ってくれない。「そしたら今日はこれでいいですよ。次の診察のときに、またお顔を見せていただけますか」と言って予約表を渡し、出口に向かって指をさし、ご起立を促す。年季の入ったおばあちゃんの重い腰を持ち上げ、一緒に立ち上がりバイバイと手を振る。

朝八時半にスタートした外来診察がようやく終わり、時計を見あげると午後二時を過ぎていた。低血糖になっているのか、さっきのおばあちゃんに精気を吸い取られたのか、脱力感に襲われた重い足を引きずりながら何とか五階の医局まで上がった。医局では午後の回診の前にすましておかなければならない書類があったことを思い出し、冷めた昼ご飯をカップラーメンの如く3分でかき込んだ。何を食べたかは、あまり覚えていない。味もわからない。まあ、早食い競争には勝てるかもしれない。

レセプト請求、入院証明、労災書類、介護保険意見書、傷病証明、怒涛の書類にもまれながら一段落ついたころだった。雨はいつしか上がり雲間の青空はしだいに広がり、あたりは随分明るく晴れ晴れとしてきた。軽やかな小鳥の声も聞こえている。こんな予報だったかなと空を見上げた時だった。突然である、天気の好転を祝うがごとく、どこからか軽快な音楽が聞こえてきた。アンパンマンのマーチのようだ。その後を追って子供たちの大合唱だ。病院の近くには地元の保育園がある。どうやら園児たちが、お日様と一緒に園庭にお出ましをしているらしい。音階をほとんど無視したちびっ子合唱団が元気いっぱい歌っている、というかあらん限りに叫んでいる。ただ、不思議にうるさくない。すっきり歌い終えた園児たちは、その後鬼ごっこをし始めたようだ。走ってはこけ、こけては走り、雄叫びや悲鳴のような笑い声が鳴り響く。その喧噪たるや蜂の巣をつついたように半端ない。しかしやはり全くうるさくない。むしろ心地いい、なぜだろう。青空に向かって快哉を叫ぶ声に、微笑さえ浮かんでくる。

先ほどから遠目にしか窺い知れないその状況に表情を想像しながら、一応目は書類を見ている。だが焦点は電子カルテの画面には合わず、宙を漂っている。そしていつしか、声の向こうに娘が幼稚園児だったころの参観日を思い出していた。

その日の教室は家族旅行をテーマにした絵本作りだったと思う。教室の前で先生が生徒たちに手順を説明している。大勢の親御さんを前にし、やや緊張した女先生の顔からはひたむきな姿勢が伝わって来る。それはそうだろう、彼女はこの空間でただ一人只今仕事中、なのである。目的に向かって一路に進むしかない。けれども、先生を見つめおとなしく聞いている子はほとんどいない。ただでさえ落ち着かない子供たちが、大好きなお父さんお母さんが来てくれているのである、沸騰しないわけがない。

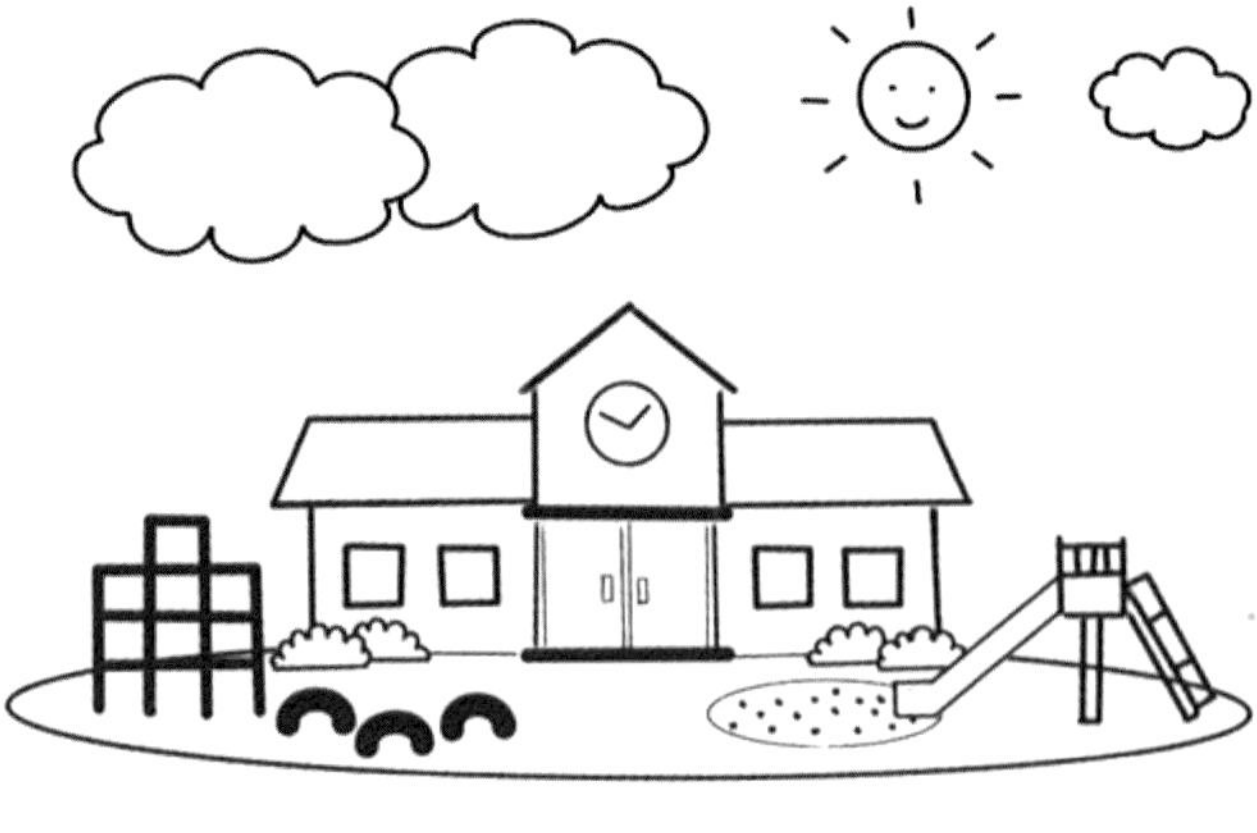

授業は大人と子供、各々のチームに分かれてのグループワークだった。当の作業は家内に任せ、私は喧々諤々な状況を前に、教室全体と個々の表情とを交互に凝視し、ビデオを撮っていた。するとしばらくして、その動きと表情から大人と子供の作業の進め方が全く違うことに気付かされた。

大人たちは眉間にしわを寄せ腕組をし、静かに悶着している。役割分担を決め、難しい顔でストーリーをどうする、登場人物は誰にする、何をどんなに表現する、思案しきりにうんうんうなっている。ああでもないこうでもないと悩みに悩み、しまいには５Ｗ１Ｈとまで言い出した。出来上がりは、なるほど悩んだだけのことはありストーリー性はある。ただ、通り一辺倒であまり面白くない。

一方子供たちは奔放に描きたい絵をどんどん描いている。笑顔いっぱい、考え悩んでいる子など一人もいない。考えるよりも自己表現できる歓びが爆発している。描いた後も理屈はない。共に楽しみ共に喜んでいる。出来上がった作品には全く脈絡がない。だけど笑える、面白い。万歳する子供、腕組む大人、同じ時間を生きているのに、どう見ても子供のほうが楽しそうだ。

目的のために生きてきた動物は、考える習慣が染み付いている。いちいち感情移入していては、目的の達成ができないということもあろう。しかし悲しいかな、考えすぎて楽しむどころか苦しんでいる。絵本の完成が目的で今を耐えている大人と、絵本作りが喜びで今を楽しむ子供。どうせ同じ時間、楽しいほうが幸せに決まっている。

この時、傍らの大人の姿は現代人の性を表しているかのように思えた。

人の欲の結晶でもある文明の醸成は、一朝一夕にはならず。知識と行為の経年的積み重ねを是とし、目的のために生きることを当たり前の習慣としてきた。子供のころから意味と目的を生き、意味があることに納得し、目的があることが生きる意味なのだと信じて育ってきた。あるいは家庭と社会の構図がそうさせた。

結果、今という時間は今のための時間ではなく、目的のための手段の時間となってきた。そして目的に追われ、今を感じるゆとりや必要性のない生活が習慣となった。

今を生きている実感、それは生活感にある。あらゆる生活行為には、その一つ一つにこころをささえる要素がある。睡眠や食事や排泄、家事動作や趣味の時間は当たり前と考えがちだが、生きる安心感や喜び、爽快感や満足感、個性や生きがいなどが内在する。生活感は、私たちの生きる実感を支えている。そして何より、何気ない日常にある感慨の中に感謝を感じ、寛容を生む。感謝は他人や自然に向けられ、穏やかなしあわせを感じる。寛容は相手を肯定し、めぐりめぐって己に帰り、自己肯定というしあわせの連鎖を描いてくれる。だから「普通の日常が一番幸せ」と世間では言う。

わたしたちは、獲得という目的のために生き急ぎ、暖衣飽食にあって生活感に留意のない時間が繰り返される生活を送っている。生活感を感じてこそ達観できる人生があるのに、そこにある風景には見向きもせず駆け足で過ぎ去っている。

幸せになることが人生の目的であったはずなのに、文明化社会を生きることが目的であるかのように錯覚し生きているのか。

考えても仕方ない疑問を自分に投げかけながら、机上の書類をせっせと片付けていると、再び保育園から子供たちの声が聞こえてきた。ワイワイガヤガヤ、何を叫んでいるのか、何をそんなにはしゃいでいるのかはよく分からない。ただ、その高揚に筆はとられ時は止まり、空気感は心地よくこころを包み込む。

あの喜びは今の自分にはない。思い巡らしていると、声の群れは次第に自分への囁きとなってきた。

「あの頃は、あなたも楽しかったんでしょ。だったら今を生きていることを忘れないで、時々立ち止まってみてね。幸せな気持ちは、ここからあふれてるんだよ」

5：心地よく住む

図は高齢者のケアを考えた場合の居住空間の具体例で、施設での居室を例にしたものです。図（上）はごく一般的な病室です。何もありません。この空間で気持良くなったり、考えさせられたり、状況が判断できるものがあるでしょう

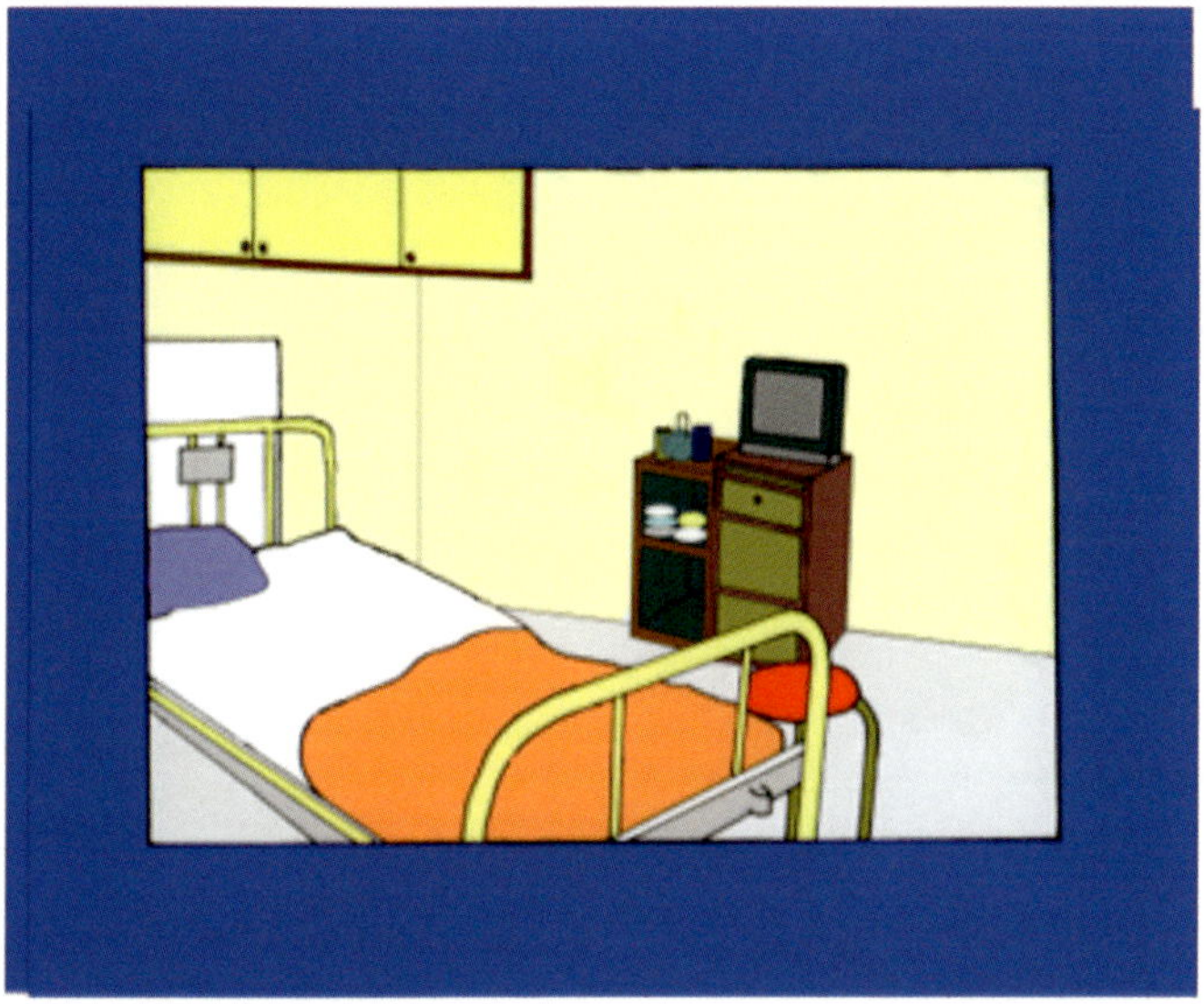

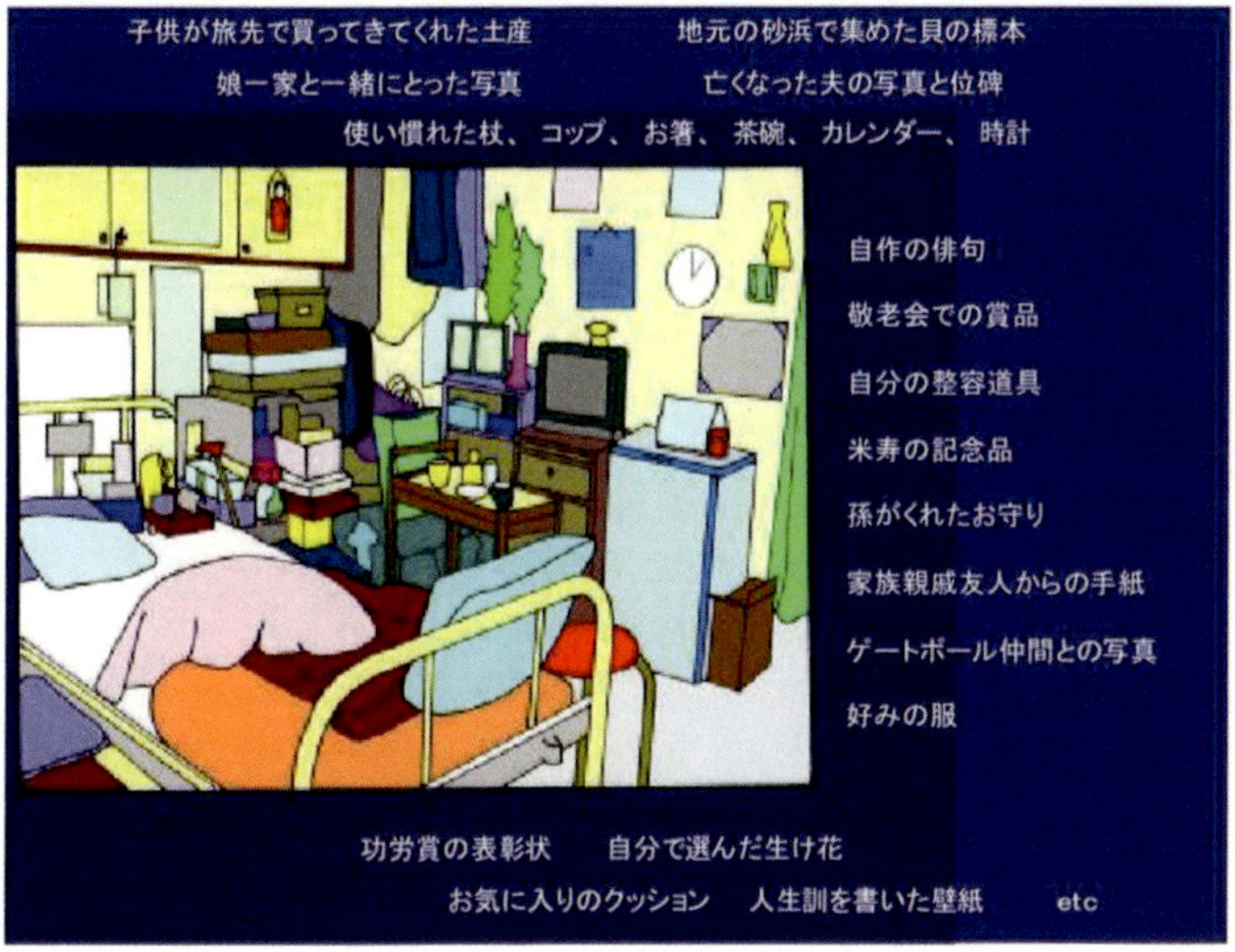

か。テレビを見るのが関の山でしょう。起きている時間は長いのです。何もない空間は、自分が生きていることを証明してくれるものがありません。自己肯定してくれるものがありません。ですからこころの支えになるものが無いばかりか、自由も奪われストレスを感じてきます。生活のメリハリとなる情報は寡少で頭を使うことも少なくなり、壁も頭の中も真っ白です。外界からの情報が少なくなれば、情報の対象は自分の体の中からが中心となり、それはつまり病気のことや体調の情報（自覚症状）など存在の不安で満たされることになります。

一方、図（下）ではどうでしょう。カレンダーや時計、思い出の写真、家族のお土産、自分の趣味の品、友達との交流の品、表彰状、お気に入りの服などなど、ここにはその人らしさの証明があり獲得されてきた歴史があり、人生があります。状況判断の糧になるものも多くあります。一つ一つ、その方なりの思い出がこみ上げてくる大切な記念品です。各々の品物に対する気持ちや、このスペースで感じる思いは、この方にしかありません。ここには生きた証が詰まっています。

私たち自身が歳をとって治療を受け療養生活を送らなければならなくなった時、どちらの状況にいたいと思うか。答えは出ています。

認知症の方が利用されるグループホームやユニットケアに用意された環境作りは、人間関係と伴にこの生活感にある精神的要素や情報を考えたものです。高齢化社会の進行するこれからの社会では、施設で生活される方がさらに増えてきます。療養施設での入所はもちろん、病院での入院においても、いやむしろ病院においてこそ生活感に重きを置き、常に精神面を支える意識を持ってあたるべき時代が来ているはずです。

医療的行為とそのための環境が絶対であり、そこに物と金が流れる経済的誘導の手法で現在の病院という場が出来上がっています。ですから、現場では医療以外の無駄がありません。

一方病気になった時、治療を受ける最良の場所、究極の寝床は自宅のいつもの寝床なのです。どんな優れた医学をもってしても、人を老化や死から守りきれるわけではないないことが事実であるならば、医療の提供には独善的でない謙虚な判断がなされるべきです。治療のために生活感は排除してしかりであるとの思い込みは、医療業界の錯覚でありご都合であり傲慢です。これからの高齢者医療福祉は、個人情報を守りつつ個のこころとからだを支えるための具体的な環境作りを重視することも肝要ではないかと思います。

このことを特に痛感させられたのがコロナ禍でした。高齢者医療・介護に関し万事医療的判断を最優先とし、外出禁止や面会謝絶、リハビリ中止を含めた人の動きや生活関連動作の余りにも過剰な制限から、どれほど多くの高齢者が廃用や合併症により人生を失なったことか。結果、個人にとっても社会にとってもコロナ禍以上に甚大な損失となったことを痛感させられました。

私自身高齢者医療の現場に携わり、もはやその状況は人災に近いと感じた一人です。

高齢者生活を支える要素

獲得の心理⇒自己肯定

1：人間関係（家族関係・社会性）
　こころの距離の近い人が心を支える
　生きる拠り所
2：生活感
　生きる情報、心を支える精神的要素
3：目的（役割）のある生活
　遊ぶことから始める趣味の世界
　自己充足的行為　→　手段的行為

16

ご自宅で・・・満面の笑み

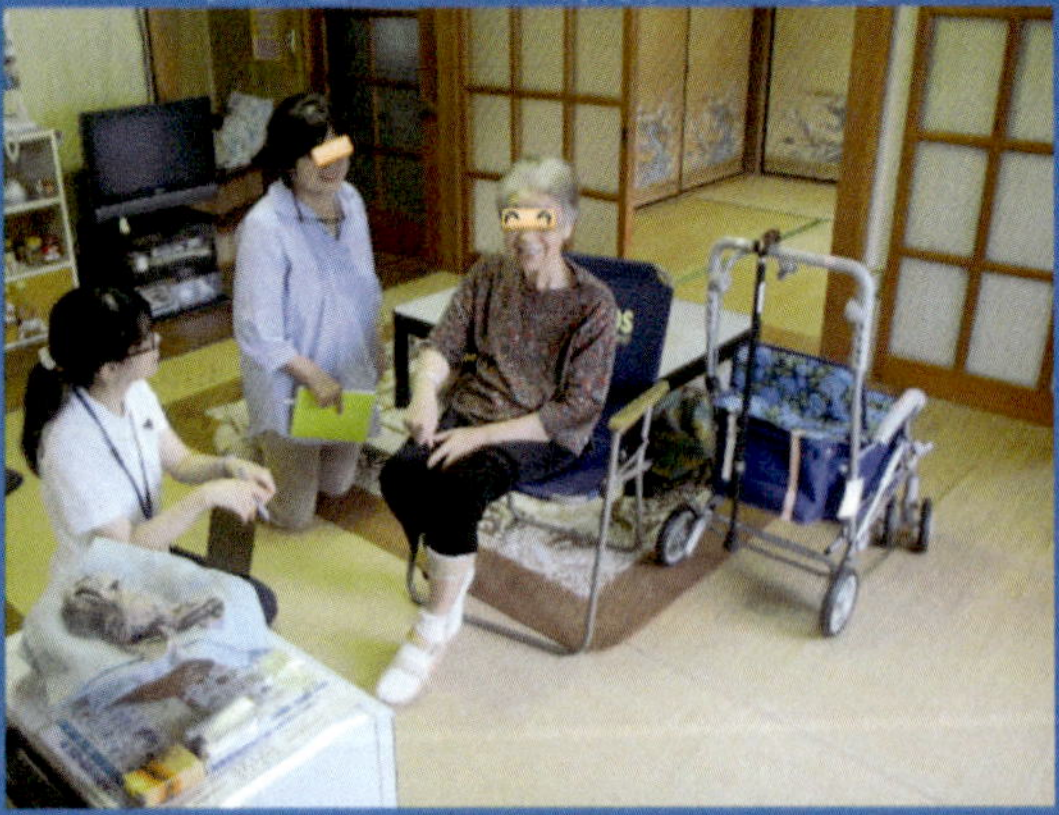

第四章　わたしたちのこころ

今の自分たちはどういう意識や価値観を持っているのか、あるいは何故そういった意識を持つに至ったかを知ること、それがこれからの道を考える上で重要になってきます。私たちの意識が人生と社会を作っているのですから。

１：戦後日本人のこころ

人格は個人の生来的性格の上に、育った環境や経験、教育の内容に世相や世の出来事が影響し形成されていくといいます。

現在の日本は戦後の荒廃した時代を出発点として経済大国に至りました。敗戦当時日本人は心身ともに極限のストレスの中にあったことでしょう。戦後復興を目指し、世の意識はそれまでに失ったものを取り戻そうとなりますが、それは先ず何よりも食と物です。

敗戦体験は日本国民にとって余りにも大きな喪失体験であり自己否定です。政治的、文化的なものはそこに価値を見出す事が困難ですし、世のあり方を説いてもこころを説いても空腹感は満たされず物も獲得できません。この状況に加えアメリカ流浪費社会の物質文化に感染させられたことが、経済的価値判断優先に拍車をかけました。ゆえに文化的、宗教的、倫理的、政治的充実は後回しとされました。これはごく自然なことでしょう。背に腹は代えられません。しかし、それは結果的には国民の意識に問題を生じてきました。

（1）日本の教育

経済強化のためには、何よりも働ける人材が必要です。人材はただあればいいというものではありません。それなりの質が求められ、そのための教育が必要です。また大量生産を効率よくすすめる組織を作るには、独創的な人間ばかりが集まってもらっては困ります。生産現場に必要な人材は、みな押しなべて同じような考え方をする、平均的で従順な人間の育成が求められます。ですから戦後教育のあり方は一貫して「皆に倣う公的自己意識を持った温厚で従順な組織人間を作るべし、個性ではなく画一性を育てるべし」であったのです。

残念ながら今に至っても、その画一性や試験選抜等に見られるように、教育システムは抜本的には変わっていません。本当の意味でのこころのあり方の教育や評価は途上の感を否めません。もちろん教育者の方々は個々のレベルで御尽力されていると思いますが、家庭内教育の問題もさることながら、知育中心の流れは大きくは変わる様相がありません。教育には知育、体育、徳育があると言いますが、日本の学校にみる徳育の流れは少なくとも主流ではないようです。ですから、徳育の評価も主流ではありません。

この事が典型的に出ているのが入試を始めとする日本の資格試験です。その多くは、一部に総合型選抜などはありますが、主には試験での左脳評価の一発勝負です。で、入学した後は単位を取得できれば卒業ですし、資格は本当の意味での適性ではなく、点数さえ一定基準を超えれば免許をもらえます。

医学生も在学中に知識を問う試験は数々あります。しかし、適切なこころや人間性と問う何らかの評価が、進級や卒業にかかわるといったプロセスはほとんどありません。

考えてみてください。そもそも、いっときの試験点数が高いだけで、その道を歩む資格のある相応の社会人であると評価することができるのでしょうか。私たちにとっては医師国家試験ということになりますが、高齢者や病人という弱者を相手に、その立場以前に一人間としての人間性が問われるべき職種です。しかるに試験では、知識がありさえすれば試験に合格し、先日まで学生であった人間が、あくる日からは『先生』です。謙虚さや慈愛、やさしさや思いやりが人として、あるいは医師である前に、先生である前に、ふさわしい人間としてこころの在り方が人並み以上に問われるべき評価もないままで、突然「先生、先生」と呼ばれる資格社会のありように違和感を感じざる得ません。

医師の中にも、「家族や自分の受け持ち患者を診てもらわないといけないときがあっても、この医師には絶対かからせたくない！」と思わざるを得ない人間に遭遇したりすると、もはや反面教師などと暢気に構えるえることもできない状況です。

自身の行為は自身に帰ってくるとは言え、日本の教育制度の結末として、大きな負の遺産となっています。

インサイドストーリー

『授業』

中学一年の時、ある社会科の先生に出会った。先生はクラス主任だった。

彼はその日の授業が終わると、毎日のようにホームルームをもった。ただのホームルームではない。一つの問題を生徒同士で徹底的に話し合わせ感じる時間であり、時間割にはないもう一つの授業だ。

ある日生徒がいじめと取られる行為をした。このことをどう考えるか。ある生徒は、罰を与えればいいと言った。ある生徒はこれくらいなら許してあげてもいいと言った。ある生徒はどうでもいいと言った。話し合いは延々と続いた。

とっくに授業が終わった何人もの他のクラスの生徒が、私たちのクラスの終わりを廊下でまだかまだかと待っている。それはこの時間の見慣れた風景となっていた。ただ担任の彼はそんなことにおかまいはない。

一時間二時間、話し合いの最中、彼は一切助言をしない。ただ、どうして各々の意見に至ったかを尋ねた。そしてその考えに、みんなの意見をまた求めた。彼は常に信念を持ちあきらめなかった。

多数の意見の中で、表面的な考えは徐々に掘り下げられていく。権利と同時にある義務、友人や家族関係の中で生かされるありがたさ、お互いを尊重した精神的つながりの重要性に生徒たちは自ら気付き始める。そして物事を深く考え判断する習慣や、生きる意味を体得していった。

そこにあったのは、決められた授業の中で決められた答えを出すだけの受動的な時間ではなく、主体的に考え感じる時間だった。

良識と主体性を育てる理屈抜きの授業。そこに時間は要したが、生涯最もこころに残った授業だった。

感じる授業、今は久しい、ありがとう先生。

（2）自由の代償

経済強化のためには、民間資本が自由に動くことが必要です。欲望

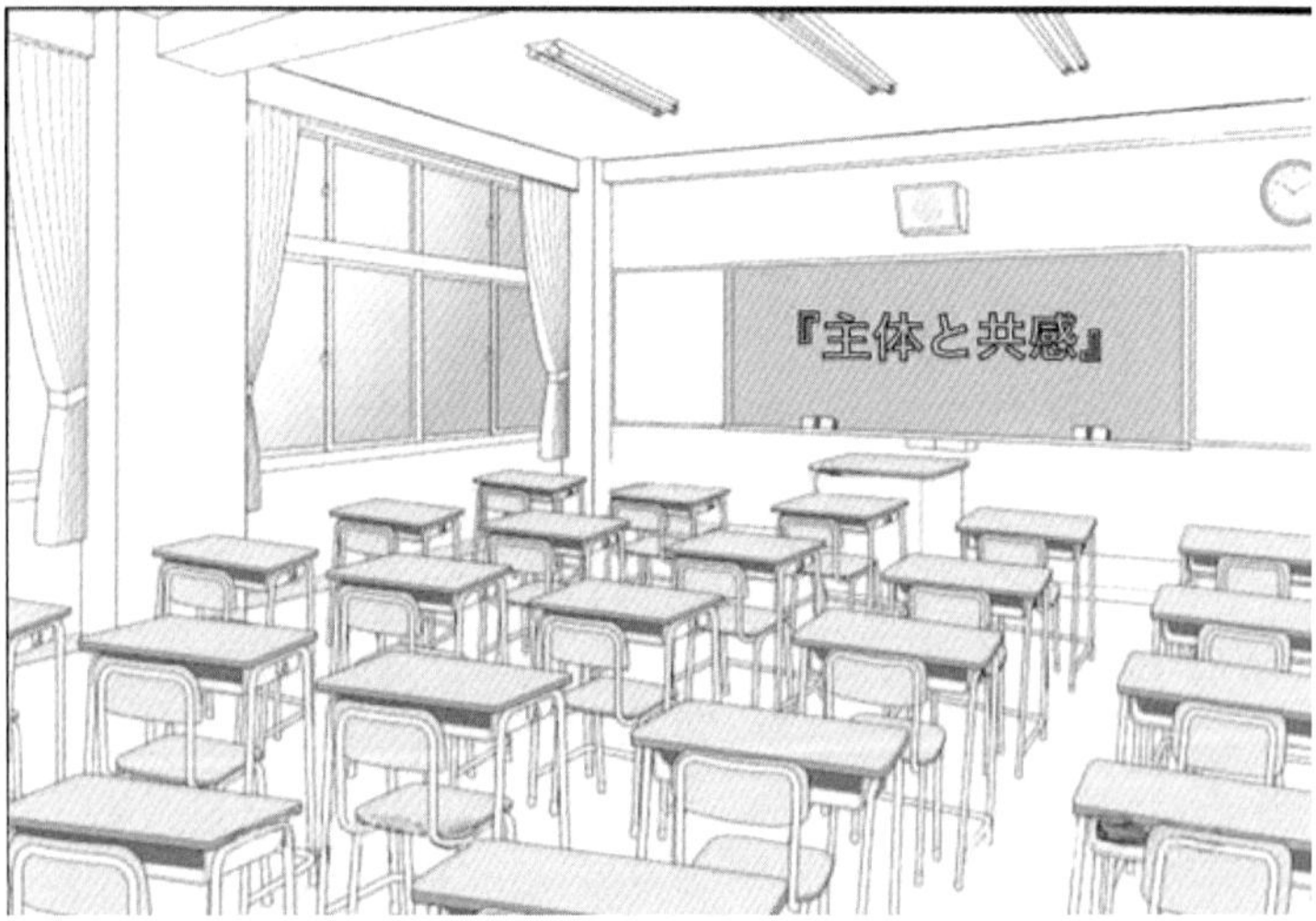

を満たすため、必然的に資本主義の基本は自由競争となっています。競争が自由なのですから、そのためにはあらゆる手段が講じられます。ただし罰則が加わると不利益になりますので、法に触れない範囲での行為です。

法は人間らしい社会を形成するための社会規範の一つです。社会規範の中には、法の他に慣習と習律があります。

慣習はいつも慣れ親しんだパターン化された行為で、お箸を使う習慣や、お刺身を和食器に盛るといった日本人らしい習慣行為などがそれにあたります。

習律はいわゆるマナーで良識ある行いであり、場合によっては白い目で見られたり、注意されたりと非公式な制裁を加えられることもあります。

社会規範は人間の社会らしく作り上げるためのルールです。その社会は人間関係で出来上がっています。人間関係はボルトや接着剤で繋げられているのではありません。見えないこころで繋がっているものです。

自由競争では、慣習や習律のことを気にしていては始まらないと、法に反しない限りあらゆる行為がとられます。今までそれなりに理由があって守られてきた人間関係や地域性や伝統や文化に多少かかわろうと関係ありません。あるいは、自由競争で得られた今の利便的な生活が、不便でもこころを触れ合い助け合えた時代があったことを忘れさせても関係ありません。戦後の経済優先を当然とする世相の中では当たり前のことであり、その上利潤の獲得は成功事例として脚光さえ浴びます。

欲望を追求する競争の末、個人や地域間には格差を生じます。大企業は利益が見込める地域に次々と資本を投入し、そこに仕事と利便性を求めて人が集まります。人が集まると利益効率が上がり、生まれた利益を求めてさらに人と物とカネが集まります。市場原理に追われ物流は加速し、ネット通販全盛でますます富は集中します。そして組織本体が大きくなればなるほど、地域間、組織間あるいは個々人の間で格差はどんどん大きくなります。

それが時代の流れというものでしょうか。結果、地域社会では過疎や限界集落、また個人では孤立や貧困など社会問題を生じ、ネット社会は詐欺やプライバシーの侵害を生み、フェイクや中傷に満ち満ちています。

自由自由と謳歌はしても、物と時間に追われての生活が本当の意味での自由なのか。広がるばかりの格差やウソの社会、そんな社会を目指して私たちは生きてきたのか。結果、金に追われ金に生かされ、幸せの意味にさえ気づかない生活となっていないか。

後述します文明のパラドックスとクロスオーバしますが、自由社会にある光と影、そこに住む私たちの考え方やこころの在り方が問われ続けます。

物で豊かさを感じることは悪いことではありませんし、人間が獲得したものに存在の喜び（生きがい）を感じ、その感情を意欲につなげ今の文明社会を作り上げてきた事は事実です。しかしアメリカのように、ただただ自由ばかりが良識と通念化した世界観となれば、何が正義か判然としなくなり、自由という権利の主張はあっても義務が見えない結果、相手を理解しようとする土壌も薄れ解決の糸口は見えず、分断や格差も生まれやすくなります。

分断や格差は対立につながります。対立のある社会は幸せな社会とは言えません。

権利と義務は常にワンセットであり、自由であることは責任ある行為に裏付けられて許されるものです。自由が一人歩きすれば、痛みに配慮のない独りよがりの人間ばかりとなって、人間関係は希薄化します。人との関係にこころを見出せない人間は明日につながる術を持てず、さらには術を持っていないことに気が付かず、同じことを繰り返します。

今の日本の世の中は、頭でっかちでこころのバランスのとれた人格者が育ちにくくなり、ゆがんだ幸せともいえる自由の影が差しているのではないか。杞憂であればと思います。

2：文明社会のパラドックス

人の行為は何らかの目的を達成するために行われます。

先述しましたように、この「目的」からの視点で行為を分類すると、それは自己充足的行為と手段的行為に分けられます。

繰り返しになりますが、自己充足的行為とは、ある行為をすること自体がその行為の目的となっている場合であり、スポーツをしたり音楽鑑賞したり、読書をしたり、食事を取ったり遊んだりといった行為です。

一方手段的行為とは、その行為自体が目的とはならず、今行われている行為が別にある目的を達成するためにとられる手段となる場合で、学習、仕事、農業などはその典型です。

手段的行為は、目的を設定しそれを解決するために今の行為を決めていく能力（知能）を持った私達人間のなせる業であり、その積み重ねで今の高度文明化社会を作り上げてきました。

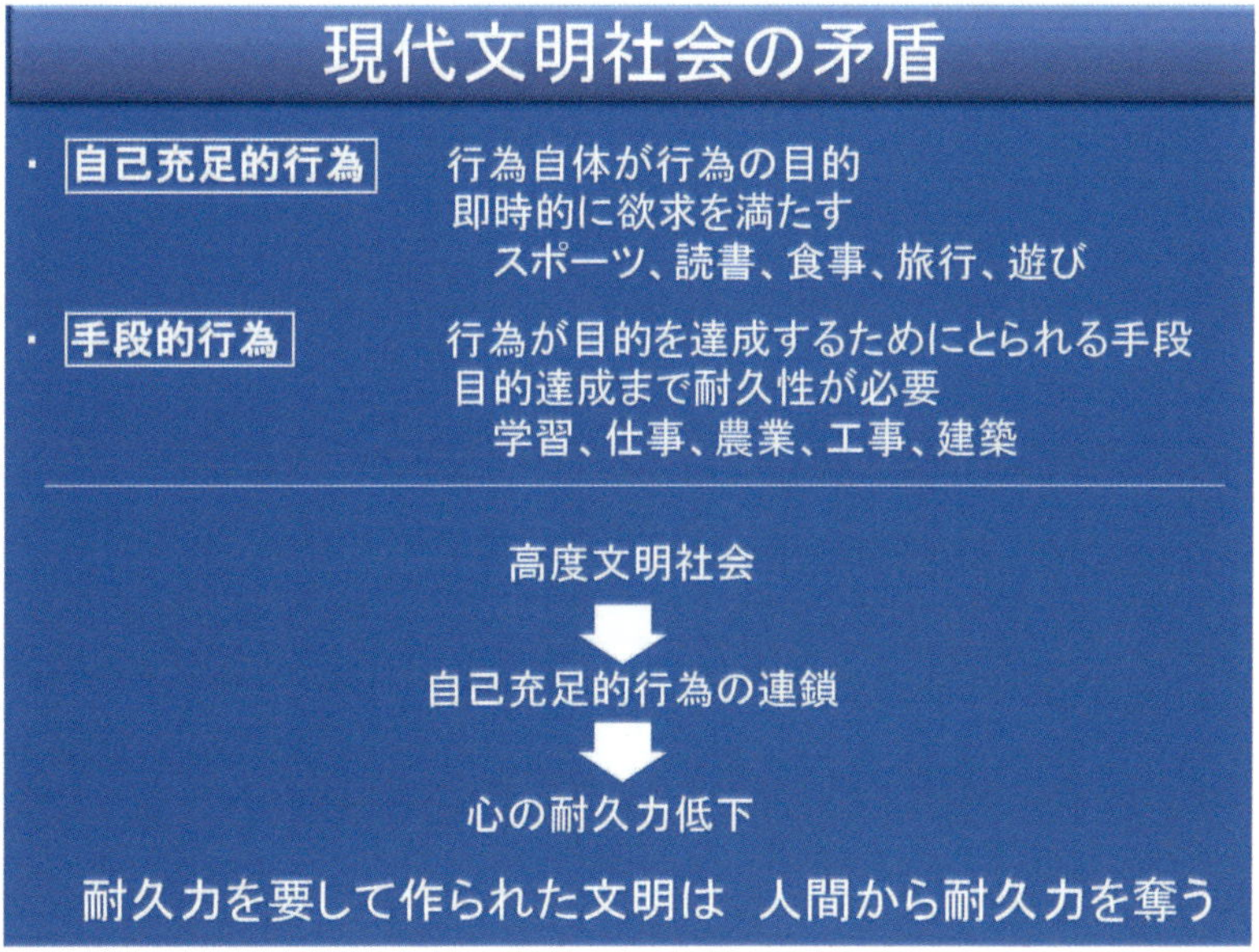
現代文明社会の矛盾
・自己充足的行為
行為自体が行為の目的
即時的に欲求を満たす
スポーツ、読書、食事、旅行、遊び
・手段的行為
行為が目的を達成するためにとられる手段
目的達成まで耐久性が必要
学習、仕事、農業、工事、建築
高度文明社会
自己充足的行為の連鎖
心の耐久力低下
耐久力を要して作られた文明は　人間から耐久力を奪う

それぞれの行為にあるこころの違いを考えてみると、自己充足的行為は行為自体が快楽を与えてくれたり欲求を満たしてくれたりして、しかも即時的です。ですからストレスが発散することはあっても、溜まることは余りありません。それに比べ手段的行為では、今行われている行為そのものは自己を満足させてくれるわけではありませんので、目的が達成されるまでその行為に耐えなければなりません。ですからストレスが溜まることが多くなります。

世はストレスだらけです。仕事のストレス、人間関係のストレス、経済的ストレス、社会不安や健康不安などなど、私たちの今とこれからには不安が満ち満ちています。

現代社会は高度文明化社会であり、一言で言うと豊かで便利、とりあえずのものは簡単に手に入れることが出来ます。文明化社会がもたらすこの便利さは、自己充足的行為の連鎖であり、私たちの望むところで物質的に満足を与えてくれますが、その反面私たち自身の精神面に対してはあまりよくないことが多くなります。

つまり、簡単に目的を達成できるため、肝心な目的の達成、あるいはすぐには思うようにならない出来事に対し、我慢しながら物事を運ぶ精神的耐久力が乏しくなってくるのです。

たとえば、スーパーに行くと簡単手間なし料理や、調理されたお刺身やお惣菜が山のように並んでいます。一昔前は原材料ばかりの食材が多く、気の利いた加工食品は並んでいませんでした。今、当時のように毎日せっせと食材を選び、食事の支度が出来るでしょうか。思わずレンジでチンする念仏料理に手が伸びてはいないでしょうか。また、コンビニのレジで少し待ち時間が長くなったり、直前で支払いに時間がかかっているご高齢を見たりすると、イラっとしていないでしょうか。

或いはその昔、日本がまだまだ発展途上であった時代、一般市民は貧困から抜けたい豊かになりたいと、目標達成に希望を持ち、時代を耐え忍んで頑張っていました。そして幾年の努力の末、土地や家屋、車や家財道具を購入していました。欲しいと思ってもなかなか手に入らず、我慢することを憶えていました。現代は違います。貯蓄がなくともローンがすぐに組め、土地や家屋が容易に取得できます。物が豊か過ぎ、着る物でも食べるものでも、いつでもどこでも大抵のものは手に入ります。

まだ物のなかった戦後昭和の時代に育った人間は、自分と同じ思いはさせたくはないと子供にお金を使います。小家族となった現在の家庭では子供は少なく、可愛さゆえに、あるいは他の家庭でもしているからと、物を買い与えます。子供は始めから豊富すぎる物に囲まれて育ちます。

環境が人間を変え育てていくのであれば、不自由のない便利な現代に育った人間に、過去の日本人に見られた忍耐力があるでしょうか。文明とはどんどん便利になる一方、私達から文明を作り上げた忍耐力を奪ってゆく側面を持っています。

高度文明化社会では、手段的行為をより長きに渡り求められます。たとえば、その代表である教育課程をみてみると、戦前は小学校から教育され義務教育で教育課程終了、或いは義務教育もまともに終えることのできない方が沢山おられました。戦後高度経済成長を経て今に至り、教育の過程は長くなる一方です。始まりは幼稚園ですが、今や幼稚園のための学習塾から始まります。中学高校を経て大学を卒業し就職しても、その道のプロとなるにはさらに専門的な教育を要します。

つまり高度文明を支え発展させるには、それを支えるだけの能力を持った人材が必要であり、人材育成のための教育課程はどんどん長くなっていきます。これはストレスの長い時間を生きていかねばならない今の世の象徴と言えます。

あるいは図らずも、この間に初期の目的を見失うこともしばしばです。

高度な文明を支えるためのストレスの遷延と、築き上げた文明がもたらすストレスに対する耐久力の低下。この逆説的過程を私たちは生きていかねばなりません。

ここにも、こころの問題が大きく立ちはだかります。

インサイドストーリー

『ストレス』

何かとストレスを感じることが多い時代となってきた。

文明が進めば進むほど、それを作り上げた人間の心身の耐久力を奪っていくという文明のパラドックス、多様な価値観と人間関係の狭間にあるストレス、あるいは責任感や社会の不安がなす圧力増大などストレッサーは多い。

昔からよく言う、適度なストレスは良いのだが過ぎたるは何とかで、何かとイライラしやすくなる。特に私たち医師は、命に関わる問題を生業としているのだからなおさらたまらない。だがこれを何とかしたい。しかしご多聞に漏れず忙中閑無く、そう簡単にストレス解消の時間も得られない。ついついアルコールに頼りがちになる。いやいや医者の不養生を地で行っている。これではいかん、何とかならないかと考える。しかしあれこれ考えても、これといって良策は無く、ストレスは積もるばかり。

その日1日の仕事を朝考えると、暗澹たる気分だ。

山のような外来をこなし救急に対応し、インフォームドコンセント（患者さんへの説明と同意）をとり、検査をして治療の方向性を考え、手術をし、カンファレンスを行い、書類の山を片付け…。時間に追われ、日によっては食事を取る暇もない。追われ続けるとトイレに行く暇さえない。気分ははれないが膀胱ははれている、いやはやどうしたものか。

結果行き着いた小生の馬渡り的対処法、それは『考えない』こと。

いろいろかいろ考えすぎず、今できることを前向きに捉えてとにかくこなす。それでもイライラしそうになったら、都はるみをこころで歌う「この坂を超えたならぁ～、しあわせ～がぁ～まぁって～いいるぅ～」（残念ながら、たいていの場合待ってない）

イライラ、ムカムカ、プッツンきそうなときの考え方についてストレス解消本にはいろいろ書いてある。ストレスに対する考え方云々、言葉や物事には二面性があるので良い方に解釈し、楽天的にとらえる。すべてが自分を成長させる糧であると考える。感謝の気持ちを習慣づけ、知足の精神を身につける。柔軟な考え方を持つ。相手の立場で考える。客観的にみる、等々。

ごもっともな意見が書かれてある。なるほどなるほどと思いながら、それができたら苦労はしないよとこころがつぶやいている。

またその対処行為も書いてある。曰く、呼吸で落ち着ける。数字を数える。気持ちを紙に書く。お風呂に入る。大声を出す。鏡を見て自分を諭す。脱力系フレーズを唱える。石ころを握る。リラックスのポーズをとる、と云々。

これまた残念ながら、どれもこれも話のネタにはなるかもしれないといった程度。職場でこれをしたら、問題がさらに大きくなって余計ストレスが溜まりそうだ。

時間に若干余裕があるときは、体を動かすなりデトックスするなりと、何とかなるかもしれない。しかしこれほどストレスが多いと即時的対処法はやはり必要だ。で、とりあえず『考えない』、というか　考えないといけない時間は考えるとして、必要以上に考えない。これでいく。

一昨日、認知症の患者さんとその御家族が話されていた時の会話。

「わたしどうしたらいいの？　分らんなってきた、もういや」

混乱した患者さんは今にも泣きそうだ。なんだか共感する自分がいる。

ご家族は一言、

「そんなに考えなくてもいいわね。考えても何も解決しないでしょ。そのままでいいのよ」

同じ境地かと思うと、ちょっとだけ複雑な気分だったが、ご家族の言葉を聴いて、そうだそうだとほっとした自分がいた。

「考えない考えない、夫婦坂夫婦坂」

インサイドストーリー

『お笑い番組』

気が付くと最近、ニュース番組以外のテレビ地上波放送を見ることがめっきり少なくなってきた。今どきは通用しないが、私が子供の頃は世相を反映し、『巨人大鵬卵焼き』と日本民族のステレオタイプが謳われていた。昭和の時代、今とは比べ物にならないくらい選択肢はなく、よく言えば忍耐力があり、悪く言えば変哲もない生活であった。ただその時代は、みんながみんな生きることに懸命で、ある意味、肌で空気を感じリアルで鮮やかな時代を過ごすことができ

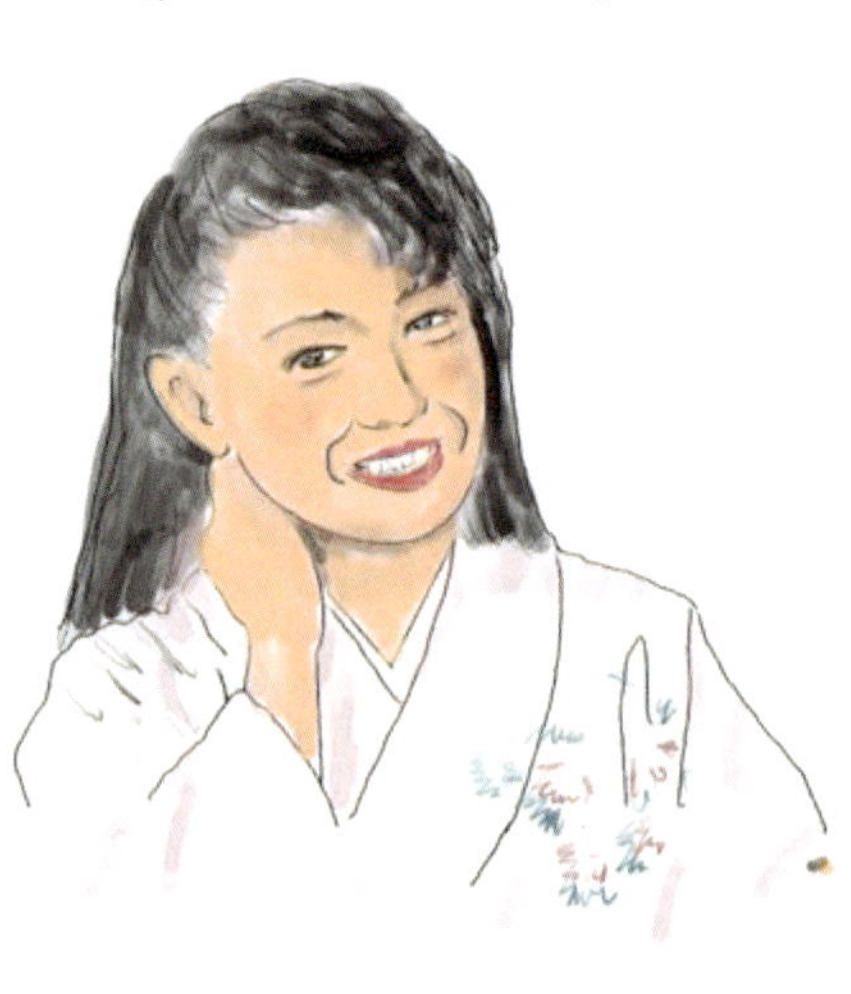

夫婦坂
都はるみ

た。

令和に至り、世のダイバーシティには目を見張るものがあり、良くも悪くも情報の氾濫はすさまじい。多種多様で何でもありの様相を呈している。何でもありだが仮想現実に代表される如く、それはリアルな感覚には乏しく、浅く広くの世界となりがちになる。

情報の多様化は供給側の多様であり、地上波テレビを見ることは少なくなり、新聞を以前ほど繁く眺めることもない。ＳＮＳで情報交換しニュースはスマホで確認し、ネットで物色し事足りた生活となっている。普通が正しいのか正しくないのかは大いに疑問だが、それが普通なのである。

そういったところで、地上界のテレビの塩梅は如何なものかと、時々番組表を見たりする。ニュースや夜ドラはレギュラーポジションとして、以前とあまり変わらぬ放送状況のようにみえる。ただ、多くの民がテレビを見るとするゴールデンタイムの番組を眺めてみて、なんだか違和感を覚えた。民放はほぼすべて或いはＮＨＫでさえ、お笑いかバラエティー番組ばかりなのである。その昔も傾向はあったものの、以前この時間帯でもあったスポーツ番組やドキュメンタリーあるいは自然ものや時事番組はレアといっていい。いまや絶滅危惧種である。

バラエティー・お笑い・バラエティー・お笑いのオンパレードだ。どのチャンネルでも「わっはっは」と手を叩きながら、ひな壇芸人がはしゃいでいる。お笑い芸人のいない番組を探すのに一苦労するほどだ。

思うに、やはりこれも世相としたものなのだろうか。多様でストレスが多く、なおかつ文明の進化とは逆説的にストレスに弱くなり、常に不安を感じやすくなっている私達が求めるもの。或いは、時間に追われ今を生きていない現代人にとって、生きていることを即時的に楽しめる笑いへのあこがれがそうさせているのか。

きっと文明の進化が進む限り、『お笑い芸人は永遠に不滅』なのだろう。それに考えてみると、『お笑い番組』が日本の平和の象徴の一部であることに間違いはない。となると、『永遠に不滅』であることにありがたみを感じ、手を合わせお笑い芸人を拝顔すべきなのかと、一人変に苦笑いしている。

夕飯後、テレビではまたもやバラエティーである。

「この時間、地上波はどこも同じだね」私が言うと、

「やっぱり、みんな安心したいのよ」家内が呟きながらチャンネルを変えた。

3：仕事とこころ

仕事に関して、世には「こんな嬉しい仕事はありません、職場が楽しいです。本当に恵まれていると思います」という人がいれば、「仕事に行くのが苦痛でたまらない。給料をもらわないといけないから仕方ないけど、できれば行きたくない。休みの日が待ち遠しい」という人もいたりさまざまです。

一昔前まで日本人は勤勉を美徳とし、欧米からはエコノミックアニマルと揶揄されることもありました。その後時代の変遷に伴って価値観は多様化し、仕事のイメージは欧米に近づき、労働は苦痛で必要悪だとする思いが強くなっています。

仕事が苦痛となるのは何故でしょう。

一つは、目的に対する行為の違いにあります。前述しましたように行為には自己充足的行為と手段的行為があり、仕事といえばその行為がある目的を達成するための手段となっている手段的行為がもっぱらです。このため日々の労働を我慢し行わなければならず、欲求を満たすことができません。精神的にも肉体的にも自己を抑制し、ストレスが溜ま

りやすくなります。

また、自己実現とよく言いますが、それは「自分らしい存在と質の獲得」です。仕事はこの自己実現が感じられにくい要素を多分に持っています。たとえば朝勤務を始めると、その内容は自分で決めることができません。何時にこれをして次にこれを何時までに済ませてと、片付けなければならない内容が始めから決められています。当然その職種以外のことをしてもいけません。また、勤務部署も自分では決められません。これも社会や会社という組織の中で働いているのですから役割分担があり当然です。その上自分がいなくなっても誰か代理がおり、機械の部品や歯車にたとえられたりします。

このほか、工場労働者や農業であれば生産者なのに生産したものは自分のものでなかったり、あるいは自分の労力であるのにその労力は賃金と引き換えにしているため自分のものでなかったり、企業では出世のために他人より成績を上げなければいけなかったり。

つまり現代の仕事にある日々の内容には、労働者自身が主体的に目標を掲げ、自身でやりたいことやりたくないことを選びながら、したいことだけして働ける要素は極めて少なく、何事も社会や組織のなかで決められたことを受動的にこなしていかねばならないことが多いのです。そして結果的にこの枠にはめられた既存の行為が続くと、自分から意欲を持って働く積極性が奪われ、受動的な生き方へと傾いていきます。

役割分担のある今の社会では、その役割を果たすことができればいいのですが完璧にこなせる人はそんなにいません。一方、現代人は不安に対し耐久性が乏しく敏感になり、足りないことや駄目なことを克服しようとします。仕事で言えば、目的達成のためにミスを無くす、ということになります。

第二次世界大戦後、品質管理など業務管理における継続的な改善方法について、アメリカの統計学者であり経営コンサルタントであるエドワーズ・デミングにより提唱されたPDCA サイクルをご存じの方も多いと思います。業界では通念となっていますが、Plan（計画）→Do（実行）→Check（確認）→Act（改善）の４段階を繰り返して、業務を継続的に改善する手法です。目標達成のためにはこの繰り返しが必要であり、確認とはいわゆるダメ出しです。

ミスをしたのは誰で原因は何なのか。どうしてミスをしたのかと問われます。それは褒められていることではありません、責められていることです。そこにいるのは普通の人間です。人殺しや犯罪者がいるわけではないのに、問題追及の繰り返しが行われます。

そんな現場で、否定体験が少なく社会のパラドックスの中で忍耐力の落ちた人間がいるとすれば、その人間は前向きに仕事をこなすことができるでしょうか。

ダメ出しばかりでは前に進めません、ただ忘れなければ（教訓とすれば）いいのです。その未来の行為を起こすのはまぎれもなくこころです。皆さん周知のとおり、追及ではなく支える職場のあり方が明日につながります。そこで経営者は、職場作りの第一歩として本質的な理念や運営の方向性を繰り返し具体的に明示し、説明責任を果たし現場スタッフの共感を得ることが肝要です。

人に指摘されたり教えられたりする受動的な作業よりも、主体性をもたされた労働の方が断然やりがいがあるものです。駄目なところばかり見る習慣を払拭し、責める職場から褒める職場へ変えていく。そしてお互いを認め合い共感できる部分から始め、その気運を主体的な職場作りに役立てる。あいさつに始まり、当たり前のことに共感し投げかけ伝え合い、主体への思いやりで明日につなげる。その結果、目標が達成され物心両面で成果が職員に還元されれば、なお充足感が得られ士気は高っていきます。

『共感ある主体性』、これは生き方にも通じる職場のスローガンです。

『やってみせ、させてみせ、褒めてみせねば人は動かじ』と、山本五十六の言葉にもあります。人を動かし明日につなげることができるのは理屈ではありません、こころです。

インサイドストーリー

『プロ意識』

四月仕事始め、フレッシュマンの顔が緊張している。

三月までアマチュア、四月一日から突然プロフェッショナル。周りは経験者ばかり。本人は何も分からず、知らないことが余りにも多い。暫くは不安、混乱、苛立ちとストレスの応酬する毎日が続く。

プロは仕事で報酬を受ける。であるなら、いったい先輩たちは何をもって報酬を受けているか。知識か、技術か、経験か、プロといえども常に完璧に仕事をこなす人間などいるわけは無い。それでもプロはプロ。

常なるか足らざるが人間、足らざるを知っているのも人間。周知の通り、それを支えるのは気力であり、責任感であり、気配りであり、思いやりであり、人間性の中心であるこころだ。

先輩たちは、気持ち一つで仕事を始め、そこから今の存在を確立してきた。

授業料を払ってもおかしくない学生同然の新人が、いきなり給料をもらえる不思議な資格社会。彼らのどこにプロとしての価値があるの

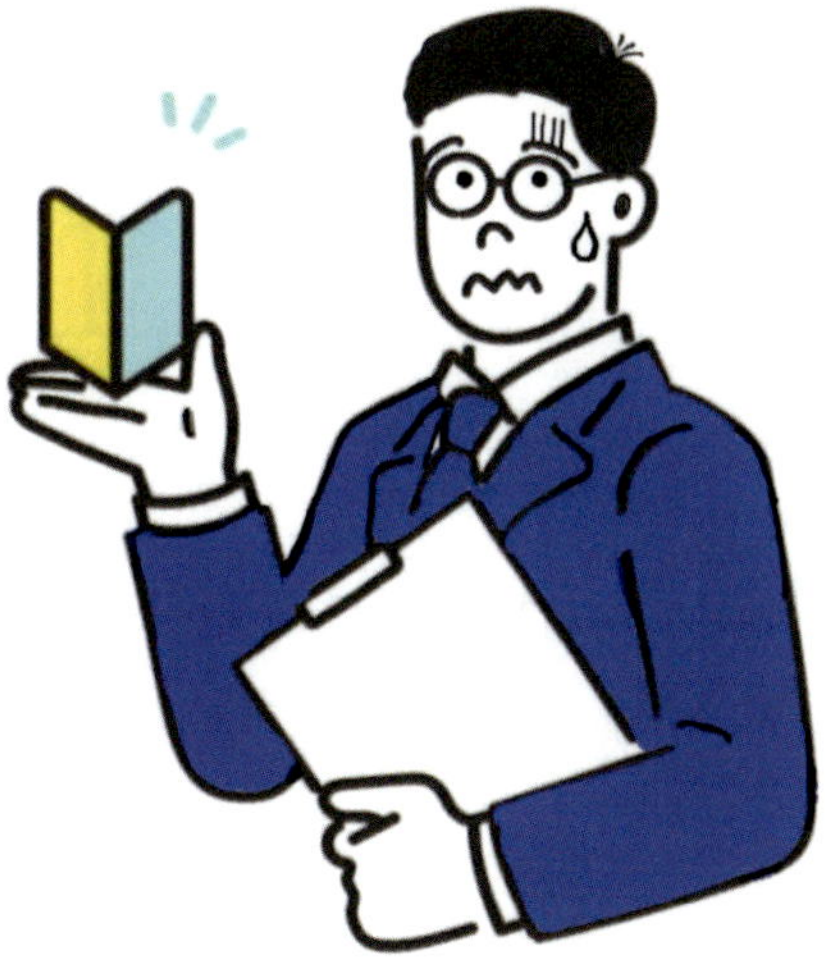

か。

然り、それは仕事に取り組むこころの価値だろう。実際に役立つ知識も技術も経験も何も持たない新人諸君、君らはこころで仕事をし、こころでプロになる。

それしかないが、それさえあれば必ず道は開けてくる。五月病みたいなこころの蓋は払いのけ、前だけ見て、信念と情熱だけもって、人間関係を大切にして突き進んで欲しい。

私たちは、そのこころを支えよう。

４：ライフスタイルと教育

戦前の日本の家族は大家族が多くみられました。子供は成長の過程で両親だけでなく、多くの兄弟、祖父母、近隣親戚等と接することが多く、人格形成の重要な幼少時に両親を中心に、その行為や言動を手本の対象（モデリング）としてみる機会が多くありました。ですから『子供は親の思い通りには育たないが、親のする通りには育つ』と言います。人間は親や家族に対する依存度が高い生き物です。生まれても他の哺乳類のようにすぐに歩けませんし、自立するまで時間を要します。親や家族への依存なしには生きていくことができません。人間にとって成長することは依存を意味します。ですから、親や家族の影響は絶大です。世間一般には、「親の顔が見てみたい」などと言い、その人間の人柄は親からの譲り受けでもあることを言い慣わしています。

一方、子供は知的には成熟していません。そのため幼少の時から深い考察を持って親の言動を理解することはできません。子供の人格は基本感情が中心となっており、先ず命を守る感情から出発し、大脳新皮質における知能の発達と伴に高等感情を成熟させていきます。このような成長の過程で子供のこころの成熟を促すのが教育です。

戦前に見る大家族では一人で子供を育てるわけでなく、大勢の人間の係わり合いがありました。お父さんお母さんはもちろん、おじいちゃんおばあちゃん、おじさんおばさん、お兄ちゃんお姉ちゃん、妹弟、いとこ、またいとこなどなど。家族で小社会を形成し、否定と肯定の中で人間関係とこころの基礎を体験的に学習しました。そこに垣根はなく、褒められ、叱られ、喧嘩をし、仲直りをし、反発し、共感し、たくさん泣いてたくさん笑ってたくさん怒ることのできた器、それが家族でした。そして何よりも多くの命の誕生と多くの死を見てきました。そこにあったのは小家族にはない生の経験教育であり、カオスな時間と空間の中に確実に降り積もった人格形成となって、コミュニケーション能力の向上やストレスに耐えうる人間力へとつながりました。

今は大家族が珍しく核家族化が進み、さらに核家族自体の構成人数も減少した小家族となり、子供が親兄弟と接触し家庭内教育や人

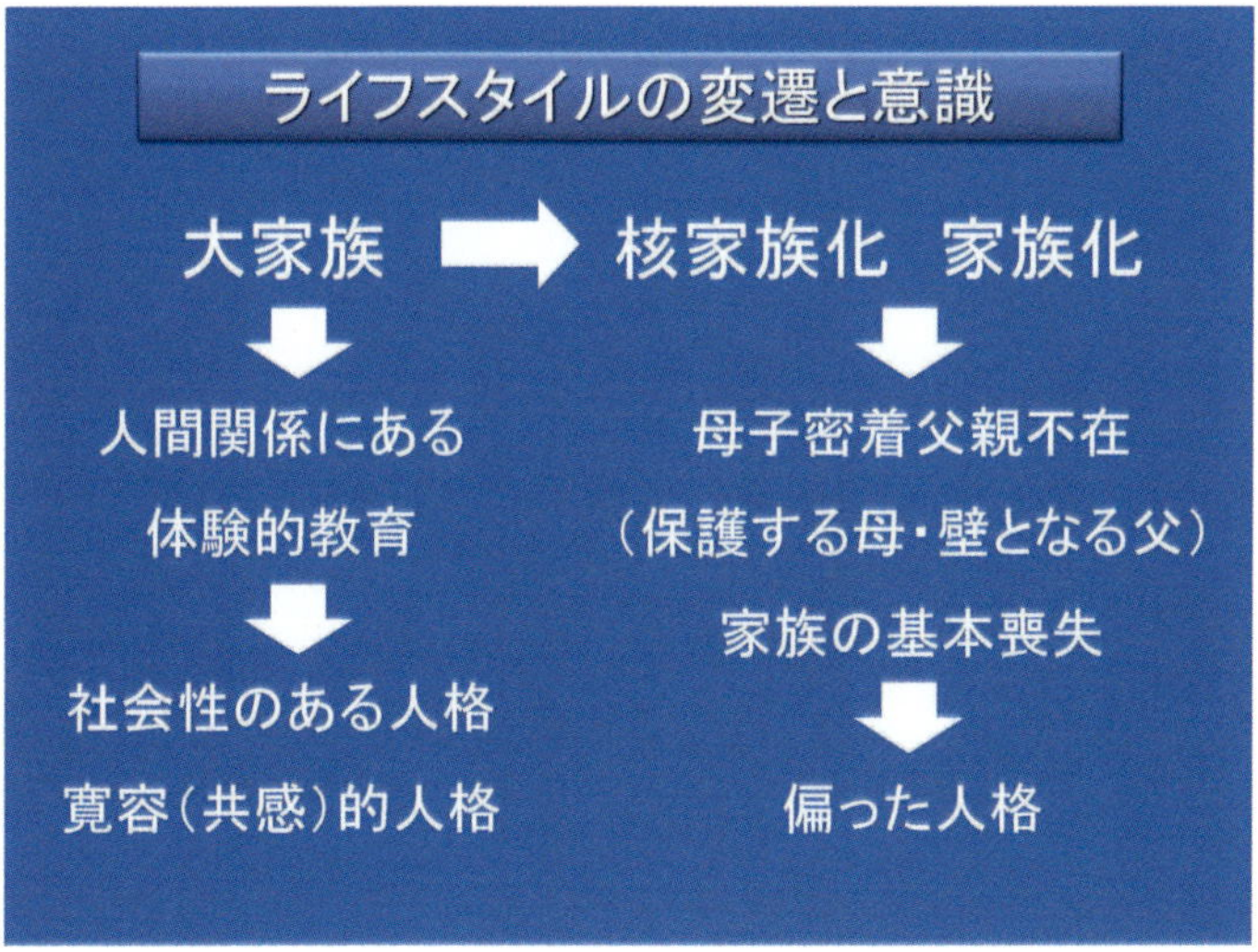

間関係を学ぶ機会が限られる傾向にあります。そのため両親の影響はますます大きくなってきます。特に母子密着の傾向が強い日本の家庭では、一人の親からしか人間関係を学べず、その教育内容が親の人格や性格に左右されやすい傾向となっています。

ある親は社会の多様なストレスにさいなまれ、小家族や男女役割分担の弊害による孤立化や時間的制限から、日頃の出来事に不安を感じることが多くなり、よく子供を怒ったり暴力行為に至ったりします。子供は親のこころを読み取る理解力はありません。ですから受けた感情がそのまま残ります。怒られれば嫌になり、叩かれると腹が立ちます。こころがうつされ殺伐とし、こころの距離（絆）も離れやすくなります。

一方社会性がありストレスをうまく避けたり昇華できたりしている親は、「子供は物事の判断はできにくいのが当たり前。それよりもこころのあり方を考えてあげることが肝心であり、自分の不安や焦燥を怒りや暴力で昇華すべきでない。答えがはっきりしていても問題はできるだけ本人に投げかけよう。本人に主体的に気付きを持ってもらおう」と認識し、辛抱強く怒りを抑え、叱りはしても子供を必要以上に責めることはないかもしれません。

一般的に怒りは不安に対する反応で基本感情であり、叱る（諭す）のは大脳皮質が絡み人間関係を考えた上での反応であり高等感情です。怒ると叱るは違うレベルの精神活動です。

現実の生活では、置かれた境遇はこのようにどちらか二つに一つではなく、いずれの状況も心理状態もありうるのが実際でしょう。

この積み重ねは、子供の知的成長と伴に記憶として繰り返し思い出され、次第に高等感情として醸成し人格形成や親子の絆にかかわってきます。

欧米にも核家族化小家族化は近代社会への変遷の過程で見られてきました。しかしその過程で日本ほどの問題を指摘されることが無いと言われます。それは、日本民族に元来ある勤勉な国民性と、男は仕事・女は家庭で家事育児という性別役割分業の考え方が依然強く残っていることが考えられます。そのため父親不在（父性喪失）となり、大家族に比べ親子の親密度がより高くなる小家族では、母子密着に至りやすい傾向が指摘されます。

社会に出れば守ってくれる人間ばかりではありません。仕事や人間関係の中、自己否定や壁を感じる経験も多くなってきます。そう考えると、保護し包み込む母親の存在のもと精神的壁となるべき父親の不在が、社会人へのはじめの一歩を阻んでいることになります。

あるいは多様な社会の中で離婚率は上がり、母子家庭も増えています。給付や助成で世のストレスをごまかそうと政策が打たれてはいるものの、時間に追われ心身に疲労がたまった小家族にとって、余裕のある子育ては至難の業です。

この小家族化が進む中、住宅環境も変化を見せます。今はどんな家庭でも子供部屋があります。これは受験やプライバシーを重要視し、子供に個室を用意することで勉強や私生活に自立を促せる、と考えられているためと言われます。世帯人数が減りさらに個室化傾向となっている小家族は、大人数同部屋の大家族に比べると家族のコミュニケーションが断然少なくなります。一つ屋根の下に生活しても「おはよう」「ただいま」「ご飯は？」程度の会話しか無くなっている家族も珍しくありません。

結果、壁を作ることが家族同士のこころの壁も作ってしまいます。

家庭内のしつけには意識して叱る（諭す）ことも当然必要です。家族間でこころの壁が出来上がると、叱ることにためらいが生じ、悪循環となって絆を強める機会を失い続けます。

ライフスタイルの変化に伴う親子関係の偏りと環境の変化が相俟って、日本の家庭教育も迷走しているように見えます。

私達の行く末には、私たち自身が被介護となる（あるいは何らかの関わりを持ってもらわないといけない）道を歩む時代が必ずやってきます。その時、子育て時代の親子関係と立場は逆転します。

如何なる介護や関わりが待っているか。数多くのご家族にかかわらせていただき、親子関係が介護の在り方に大きく影響していると感じます。介護の問題は、いかに介護するかという課題ばかりが注目されがちですが、実は被介護者の介護キーパーソン（子供）の育て方や繋がり方からくる結果的側面があり、介護する側の責任だけでなく介護される側の責任でもあると感じます。

インサイドストーリー

『介護される動物』

その日は母の日であった。

前日の大雨から一転、雲ひとつない快晴となり、施設では風通しのためかドアを開け放した部屋が多かった。

一室でおばあちゃんと娘さんが話をしている。難聴があるのか声高になっており、会話はまる聞こえである。話しぶりは、天気とは裏腹になにやら怪しい雲行きだ。

「何を言うの！　ボケなんかじゃないし、ちゃんと動ける！」

「ダメダメ、この間もトイレでこけたし、ズボンもずれてお尻出てたし」

「そんなことはない。自分でできるわね！」

「その思い込みがねえ」

「思い込みじゃない！」

「相変わらず怒るね。そんなに怒ってたら、誰も来てくれなくなるよ」

目を取られると、娘は腕組をして仁王立ちである。双方とも湯気は上がってないが目はつり上がっている。


いまどきは小家族化の中、介護は経済的にも肉体的にもストレスが大きい。丁々発止も、さもありなんと察する。

医療福祉関係の立場から言わせると、介護に関し『患者主体』に論を俟たない。いっぽう家庭での意識はどうか。事情は様々、温度差もぴんきりである。

しかし環境の違いはあれ、平素温厚な人柄のお年寄りに向かって一方的に怒っている家族を見かけたことがない。子は親の鏡。概ね、優しい方には優しい家族がついている。いや、もとい、優しい家族が育てられている。そうした家族のよりそう光景を数多く見てきた。

認知症の高齢者でも、己を受け入れ、家族も受け入れ、「こんなものです」と語る人たちの、その表情は明るく穏やかで問題行動も目立たず、住

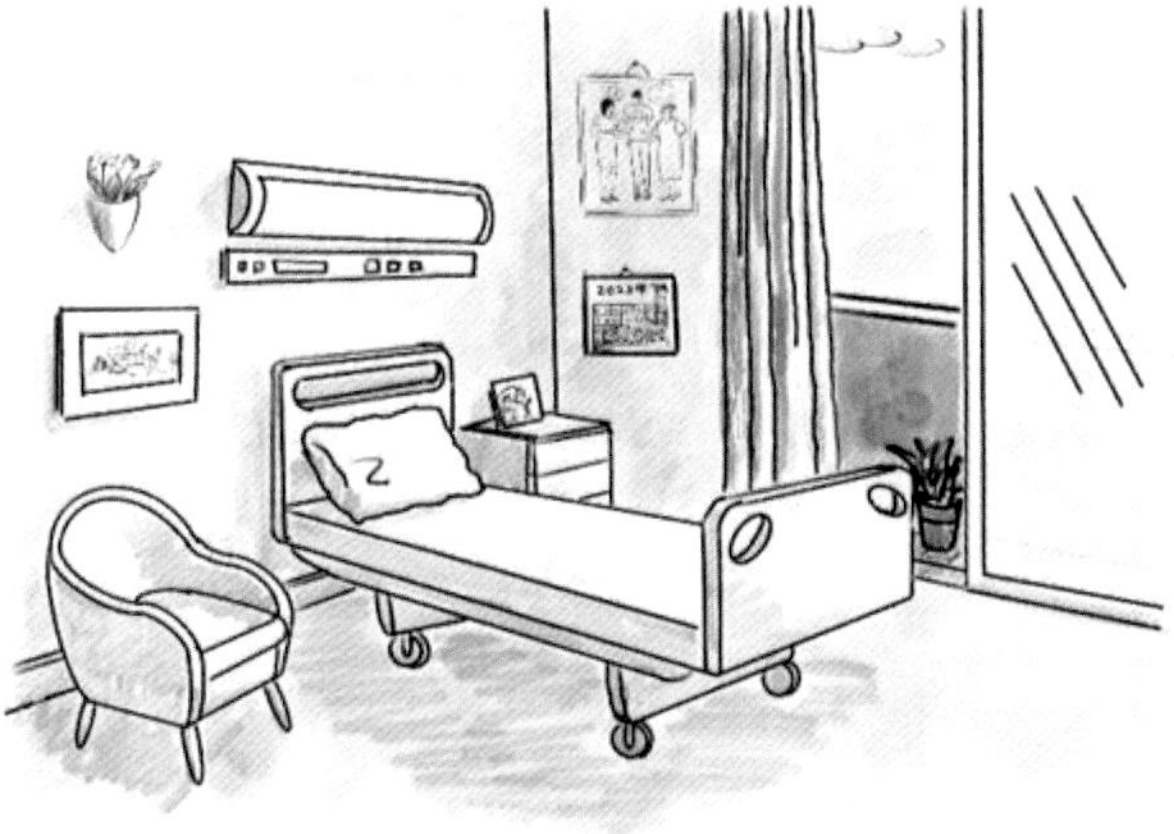

み慣れた在宅生活も長きに渡り可能となることが多い。

ある意味、被介護生活の質は、生き様の中でいかに自分を認め、家族を認めてきたか、そしていかに家族・親族との人間関係を培ってきたかにかかっているところがある。

それは介護される側の生き方にある責任の一端である、と言えるかもしれない。

「若いうちは意思が強い人、で済んだけどね。今となっては反面教師やね」

娘さんが小声でつぶやいた。

5：日本民族のこころ

縄文の昔、日本は大陸と陸続きでしたが、氷期が明け海面の上昇とともに島国となりました。現代の日本民族の血は、この縄文人に北東アジアからの移民が渡来し弥生人となり、さらに古墳時代に東アジアから移民が渡ってくることで出来上がったと言われます。いわゆる間氷期の始まりとともに島国となり、その後民族の融合や内戦はありましたが、存亡の危機に見舞われることはほとんどなく、世界に類を見ないたぐい稀な独自の定住文化が育つ環境となりました。

一方、ヨーロッパをはじめとする大陸の国々は歴史が異なります。海に境界されるごとき国境線はあってないようなものです。常に侵略や略奪、民族存亡の危機に晒される歴史を辿ってきました。隣の国が侵略され、財産を奪われ命を奪われ滅ぼされれば、その次は自国です。明日はわが身の悲しい歴史を幾度となく繰り返してきたことでしょう。不条理な人生や国の在り方に、宗教の意味も大きかったはずです。

人間は自分らしさを獲得することで幸せを感じる生き物です。自分らしさは、自主独立の意思と工夫に基づいた平和があっての所以です。そのため受動的な生き方は許されません。常に自ら意思に基づき主体的に生きていかねばなりません。これは自分たち自身で考え行動する習慣として残っており、ヨーロッパの国々ではコミューン（一つの共同体と考えた市や町のあり方）として地方自治を尊重する政治形態が根付いています。ですから国によって多少違いはありますが、自分たちの生活にかかわる政治や経済、医療、社会福祉に対する関心が高く、政治への参加意欲が旺盛です。投票率も日本のように低くなく、一家団欒の夕食の時間にはその日の個人にあった出来事だけでなく、政治、経済の問題が話し合われることも多いといいます。

自分たちは生活をどうしたいのか、そのためには何をしなければならないか、自ら権利と責任の問題を話し合おうとする意識が育ち浸透しています。自分勝手な自由ばかり主張しても、理想の共生は成立しません。主権ある国とするため、責任ある考え方や行動を義務として意識の中に刻み込む意識が伝統的に育てられています。そしてこの意識が地方自治の権限となり、コミューンに汲み上げられ政治や経済に反映されやすいいわゆるボトムアップのシステムを作り上げています。

北欧の国々は、国民幸福度が高いことが知られています。ただ、消費税は軒並み二十％以上或いは社会保険料も高く国民負担率（所得に占める税負担と社会保障負担の合計）は六十％あるいはそれ以上にもなり、日本のそれ（令和五年度四十六・八％）に比しかなり高く設定されています。しかしこのことは大きな社会問題になっていません。ボトムアップの反映が国の信頼に繋がっているからです。学費や医療費の無料化はもちろん、各種手当や援助など国民に分かりやすくサービスが提供されており、政府や役所の透明性も高く、誰しも老後は国が見てくれるからと、個人の貯蓄は日本に比しはるかに低い水準となっています。

日本ではどうでしょう。このような自己決定の意思を尊重し、現場から上部へ或いは地方から中央へ意見を反映する政治システムがあるでしょうか。自ら考え行動する、あるいはそうしなければ生きていけない歴史的背景が薄く、島国の中で保守的精神が育ちやすい状況が続いてきました。堀に水を張った城は守りやすいのに似ています。そのため一端形作られた中央集権的制度がそのまま根付きやすく、トップダウンのシステムが生活に浸透し、こんなもんだと慣れています。自分たちの意識を考える機会が少なく、同じことを繰り返しています。指導者となる人間も必要以上の危険を冒し、先陣を切る判断をしなくなり、課題と借金は先送りです。

　結果的に、地域は自己決定権を持たされないため政治に対し無力感が強く、選挙投票率も上がりません。党利党略の選挙の在り方や収賄事件など政治に対する不信感もこれに拍車をかけています。このような世相の中、前述の戦後教育の弊害が相加し、集団で考え感じ行動することが習慣となり、私たちの国民性となってきました。そのため他民族に比べ、みなと同じことをすることに価値や喜び、安心や存在感をより感じやすくな

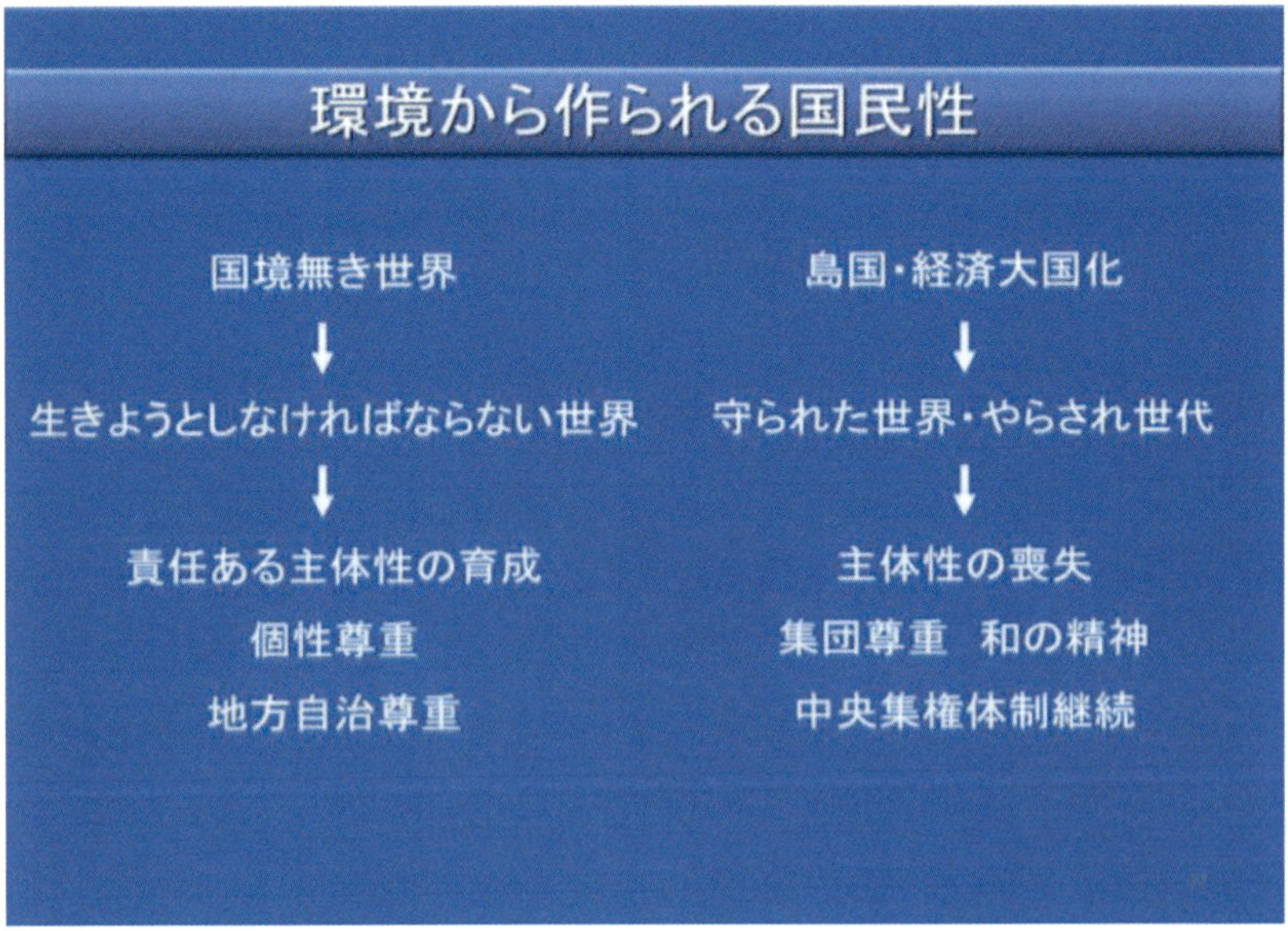

っています。

これは近代の日本民族の特徴ですが、肯定的に捉えれば団結力や和の精神として表され、戦後日本経済の成長やそれを支える人材教育のあり方、あるいは対外スポーツの盛り上がりに象徴されます。

また災害時の対応にも反映されています。アメリカではハリケーンなどの自然災害や人種差別問題や選挙騒動など、事あるごとに暴動や略奪が横行するありさまです。日本の場合、ごく一部のならず者を除いては、日ごろの台風などの自然災害や社会問題で、その度公然と頻繁に略奪行為が起こるなどということはありませんし、あの大災害となった阪神淡路大震災時においてさえ、被災者の行動が整然とし当然の如く治安が保たれた点などを、海外のメディアも驚きをもって伝えたといいます。

私たちの日常でみてみると、盆と正月、ゴールデンウィークの民族大移動、異端行為の恥の文化があります。あれほど混雑して疲れるだけだと分かっているのに、みんなで一斉に休暇をとり、その状況に納得しています。まず自分がどうあるかではなく、自分がどう見られているかを意識する公的自己意識が強く、待つべきを待ち、守るべきを守り、町にゴミはなく治安もよく保たれています。ほかの子供と違うことをしたり一風変わった格好をすると、恥ずかしいからやめなさいと叱られます。スポーツでのインタビューでは「〇〇に恥じないプレーをしたい」が常套句です。

解釈を変えると、正月やお盆などの年中行事への参加は、日本人の宗教心の現れであるとした意見もありますが、その行為のパターンは年中行事にとどまりません。これらの特徴は、島国民族日本人の心理に根付いた集団と異なる行為（異端的行為）に対する不安と、集団で行動することにある安心感や幸福感が成せるものと考えられます。

また画一性や集団行動は、ルールに見るメリット・デメリットに似たところがあります。つまり、他とは異なった行動をとることは不安となり社会的制裁もあるかもしれないので行動に抑制がかかります。そのため勝手な行動が少なくなり、集団としての秩序が保たれやすくなります。一方みんなと同じことをしていれば、自分だけうるさく中傷されることも無く、それ以上の負担を感じずにすみます。

このように、画一性や集団行動に安心感や幸せを見出す意識や生活様式の中で私たちは育ってきました。

現在はグローバルで多様、ボーダーレスなデジタル社会、あるいは、民主主義と専制主義の対立、格差や分断の社会問題、そして日本の周辺ではロシアや中国の脅威、北朝鮮の核問題、等々、国民の生きる権利を脅すリスクが高くなっています。

そのため、これからますます日本人らしい調和や協調性を重んじる文化とともに、独善的とならない責任ある主体性を持った人格と国民意識を、家庭においても社会においても育てていこうとする姿勢が重要となってきます。

インサイドストーリー

『鍋』

鍋料理には、日本人の生活感が凝縮している。

季節を感じ何鍋にするか、奉行の音頭のもと具材はあれだこれだと悶着し、同じ時間、同じ味に共感し、ともに語り合い、ともに喜ぶ。最強のコミュニケーションツールである。

一昨日なじみの仲間同士、和風ばかりも何なので趣を変えチーズフォンデュと洒落こんだ。鍋にコップ一杯の白ワインとニンニクをひとかけら入れ煮立てる。さいの目に刻んだエメンタールチーズとグリュイエールチーズは三対二。少量の片栗粉をまぶして鍋に入れ、かき混ぜかき混ぜ弱火でゆっくり溶かしていく。

食べる段になると、フランスパンのほか思い思いの食材をフォークに刺し、とろとろチーズで温め、からめてパクリ。ふくよかなおなかとカロリーには目をつぶって、本場の味にみんな大感激、「おいっしい！」と目をむいている。ただ食べ方は本場のようにはいかない。うどん好きの彼は讃岐仕込ののど腰で、伸びるチーズをつるつるずるずる。パスタ好きの彼女はチーズを巻きつけているものの、尾を引いてうまく取れない。粘る相手を絡め取るのは苦手とみえて、下から大口で迎え撃っている。

最初は根気よくチーズに浸していた連中も、後半だんだん待てなくなってきた。次第に何だかナベナベしい雰囲気が漂いだしている。するとみんな顔を見合わせ、「もう、いいよね」と身構え、具材をドバっといっぺんに投入しお箸登場。「私はおいしく食べている」のではなく、「みんなでおいしく食べている」としたいのである。つまるところ、お箸を使って一緒につついて一緒に食べたいのだ。

やっぱり日本人、最後はチーズ寄せ鍋のできあがり。

寄せ鍋は、こころを寄せ合うから寄せ鍋なのだと思ってる。

６：感謝を忘れた日本人

私たちの家庭生活には死がありません。あるいは情報としての死はあっても現実感のある死はありません。暖衣飽食にあって生きて当たり前の生活であり、平和な環境の中で死の意識は育ちにくくなっています。

戦前、日本の平均寿命は六十歳程度でした。大家族が多く、それだけ多くの死に遭遇していました。保健や医学の進んでいないその頃、出生率が高かったぶん新生児や乳児の死亡率も高く、また若くして肺炎、結核、虫垂炎など感染症で亡くなる方も多くいました。病気や健康に対する知識や技術は無いため、現代のように命を保証されるものがありませんでした。死を身近に感じることが多かったでしょう。

高齢化社会では若い人は余り亡くなりません。若くして多くの人が亡くなっていたら、高齢化社会はないわけですから当然といえば当然です。必然的に同世代の人が亡くなるのを目にする機会も少なくなります。また亡くなる方の場所は、そのほとんどが家族の住む自宅ではなく病院です。インフラ整備が進んだ高齢化社会、病院死はあっても生活の中に死はありません。さらにライフスタイルは変わり小家族化が進み、亡くなる家族の構成人数も減少しています。

つまり現代社会の死は、日常生活の中では滅多に遭遇しないものとなっているのです。そのうえドラマ、ゲームやアニメでは、肉体的にも精神的にも痛みを伴わない死のシーンが頻繁に出てきます。現実の死はなく仮想の世界での死は頻繁となり、絵にかいた死はあっても実感ある死はありません。

また、日本では年中行事・冠婚葬祭あるいは法事で、仏であるとか神であるとかは言いますが、日常では「困った時の神頼み」と言うぐらいで、宗教が生活の中に深くは入り込んでいません。各々の宗教にはそれなりの死生観があり、教義として流布させています。民がミサに参加したり説法を頻繁に聞いたりすることはなく、宗教を通じて死を考えさせられる機会も少ないといえます。

日常に余り遭遇しない事はなじみのない出来事となり、なじまないことに対してはそのことを意識すること自体不安になるため、意識から遠ざけるようになります。そして、滅多に無いことは考えることさえ不安を覚えるため、タブー視するようになり、死は一層遠ざかります。

死に直面することに慣れてない現代、「おばあちゃんの死期が近いから、最後は本人の希望であった自宅で見取ってあげては」と病院や施設でお話しても、「なんかあったら不安だから」と言って受け入れてくれません。「不安も何も、あなたが死ぬのではなく本人が死ぬのだから、その人の人生として考えて欲しい」と言っても分かってもらえません。普段ないことに不安を覚えるのは当然のことです。

さらに未熟な情操教育や宗教観の希薄な生活が死を考える機会を奪い、情報の氾濫は死を意識する猶予を与えません。

生きることの素晴らしさは、死ぬことを意識し考えることで生まれてきます。友や親兄弟を亡くせば、世話になったことや楽しかったことを思い出します。災害や危機的事故に会えば、助かってよかったと感じ入ります。飢えに苦しむニュースを見れば、自然の恵みを再認します。

昨日まで元気だった友人が事故でなくなったら誰しもショックを受けます。そしてその死について受容できたら、そのとき考えます。「あの頃はよくあいつと一緒に酒を飲んだり馬鹿をしたりしたもんだ。今はもうそれはない。生きていてくれたら、今でもみんなで旅行したり、飯を食ったり……。もし今自分が死んだら、好きなことが出来ないばかり

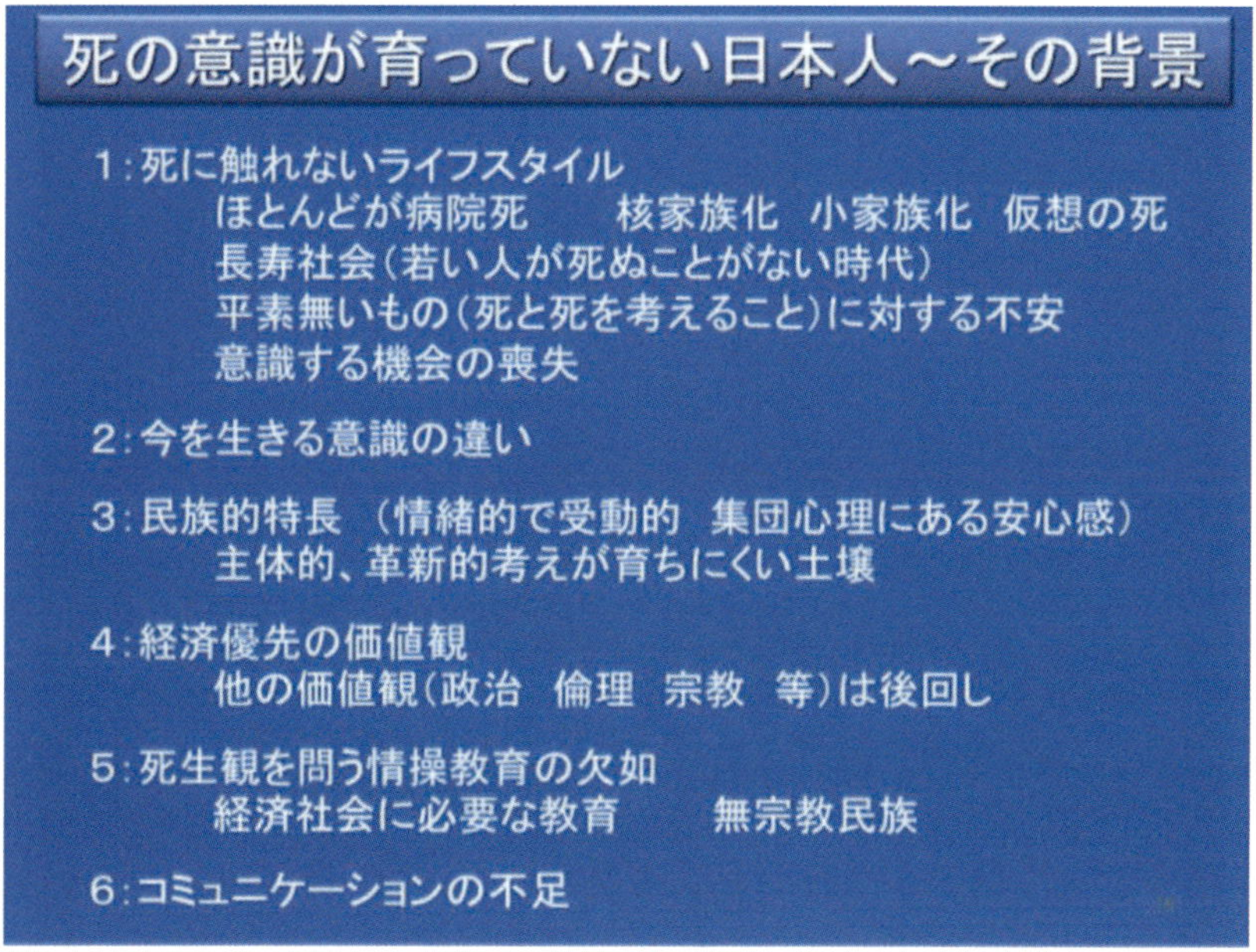
死の意識が育っていない日本人～その背景
1:死に触れないライフスタイル
ほとんどが病院死　核家族化　小家族化　仮想の死
長寿社会(若い人が死ぬことがない時代)
平素無いもの(死と死を考えること)に対する不安
意識する機会の喪失
2:今を生きる意識の違い
3:民族的特長　(情緒的で受動的　集団心理にある安心感)
主体的、革新的考えが育ちにくい土壌
4:経済優先の価値観
他の価値観(政治　倫理　宗教　等)は後回し
5:死生観を問う情操教育の欠如
経済社会に必要な教育　無宗教民族
6:コミュニケーションの不足

か、家族は悲しみ経済的にも大変なことになるし……。やはり死んでは元も子もない。生きて何ぼ。私は今、美しい景色を見て感じ、食べたいものを食べ、やりたいことができる。ああ生きてて良かった。生きることは有難いことだ。あいつの分まで生きよう」と。

死に触れ考えることは、生を考えることと同じです。そして同時に生は死を認識することで輝きを増し、生きることへの喜びとなります。必然的に生きる喜びは、「生きていて良かった。ありがたい」と感謝に繋がります。

生きて当然ではなく、毎日の食やきれいな空気や水があってはじめて生きることのできる認識、それは一人では生きてはいけないことへの気付きや、育んでくれる自然や他人への感謝へと変わっていきます。

環境問題、いじめ、虐待、暴力、格差……これら社会問題は人間関係や環境に対する感謝とその意識を育てていく社会があれば、より解決しやすくなるのではと愚考します。

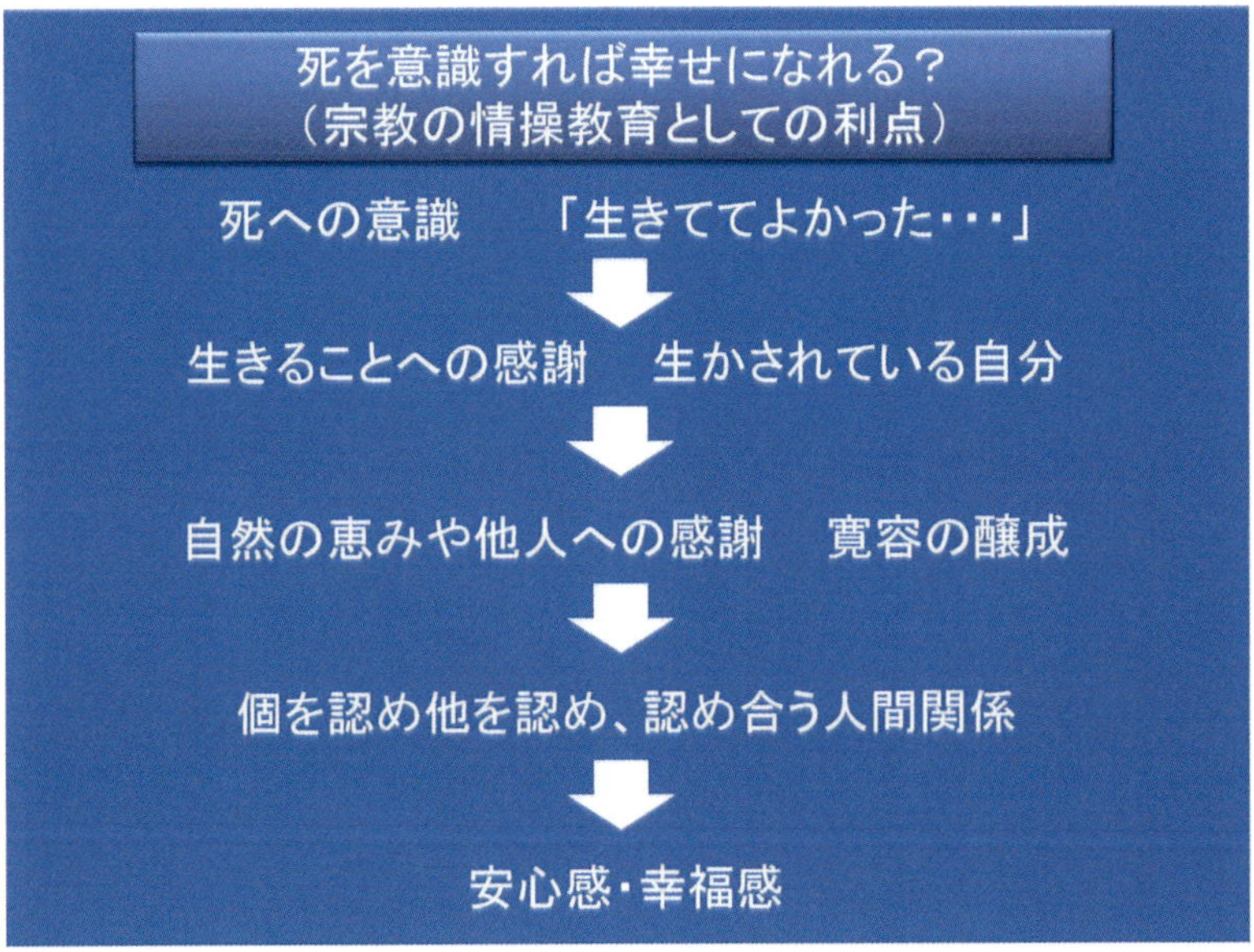
死を意識すれば幸せになれる？
（宗教の情操教育としての利点）
死への意識　「生きててよかった・・・」
生きることへの感謝　生かされている自分
自然の恵みや他人への感謝　寛容の醸成
個を認め他を認め、認め合う人間関係
安心感・幸福感

感謝を忘れかけた日本人。
職場で学校で家庭で、もっともっと死について語り合ってはどうでしょう。
死に向き合えば、人生の道しるべもより鮮やかに照らし出されることでしょう。

おわりに

インサイドストーリー

『行く道は語る～後編』

人間を孤独や喪失感から開放し、喜びを与えてくれるのは獲得体験だ。会話で育まれる人間関係の獲得、趣味や家事動作にある生活感の獲得は、万人に生きがいをもたらす。老いて益々盛んな日本のおばちゃんの顔が、それを物語っている。

さらに言えば、家族、社会、物事を受容できる寛容な人格こそが、実りある獲得体験を生んでくれる。笑顔で挨拶すれば、笑顔が返ってくる。話に頷けば会話も進み、興味もわく。魚心あれば水心、人間はこころをうつしうつされ生かされている。

否定や拘泥から新たに得られるものはなく、老いの一徹に人が引き寄せられることもない。結果、共白髪を誓ったはずが、いつの間にか身もこころも禿げ頭ではいかにもさみしい。

人は先ず、自らを生かすために生きる。そして齢の中で生かされている自分を知り、家族や社会や自然に対する感謝を感じ、寛容性を身に着ける。人を認めれば、自分も認められる。故事に曰く、『徳弧ならず必ず隣あり』巡って己の個は輝きを増す。

論を進めれば、寛容ある人格にとって諍や老いの喪失から生じる自己否定は、否定ではなくなる。「それはそれで、いいんじゃないか」と思える人に、焦燥や不安は少ない。

「私は家族と友達が大好きです。だからみんなのこころを大切にしたい。そしたら自分も大切にしてもらえるじゃないですか。少々今の自分にダメ出しがあっても、自分を受け入れればそれで済むわけだから、自分を認めて相手の思いを聞いてあげることから始めるのがいいんじゃないでしょうかね」

ある一人暮らしの老人が言った。優しこころをうつしあいながら、幸せを育んでいる人間関係が目に浮かぶ。

「若けりゃ若いなりの時間があるけど、年を重ねてこそ味わえる時間もあるんですよ。なんだかんだと考えるのをやめてゆったり過ごすと、季節の移ろいや人のやさしさが実に感慨深い。こうやって今を生きることが豊穣そのものです。若い頃は物と金と時間に追われて、それどころではありませんでしたけどね」

来た道を語り行く道を諭してくれる患者さんの言葉は、重く深く響き、老いに対する期待感さえ抱かせる。

「寛容ある主体性…もっと聞いて、もっと褒めて、もっと分かち合って」

翳りがちに呟き、なにげに顔を上げると、家内が微笑みながらこちらを見て言った。

「難しい顔しなくていいんじゃない、やさしく生きれば」

おしまい　のご挨拶

病気の治療で得られるものは、健康な体です。リハビリで得られるのは生活障害の克服です。ともに回復改善となることを目的とし、最終的に得られるのは精神的復権です。

日常ではお金で物を買い、安心や充足感を得ます。生活のために仕事や家事をこなし、家族を養い、まかないを行い、幸せを感じます。常に繰り返される生きる世界での出来事、とどのつまり結果として何が得られるのかと考えてみると、自分らしさの獲得であり、目に見える変化を通して得られた目に見えない精神性の獲得です。

そういった意味では、治療もリハビリも、日常茶飯事も雑用も、こころの形成のための手段的行為です。物を獲得することもその人らしいこころの満足を得るためであり、物の獲得自体が目的のようで、実はこころのありようを獲得することが目的なのです。

物やお金をいくら持っていても、見た目何も変わりません。私たちは形のある世界で生きてはいますが、その世界から形のない精神性を育て獲得しているのです。ですから、こころのあり方のために現実の物質世界を生きているとも言えるでしょう。

こころが基本であるからこころを大切に、という分かりきった言葉は、もののあふれた今の世の中では浅薄にさえ聞こえますが、人間を捨てるのでなければ常に忘れてほしくない生き方にある本質です。

感性の民族、日本人。

こころが変われば、人生も変わります。

幸せかどうか、決めているのはわたしたちのこころですから。

最後に、拙い経験と患者さんからの教えに自戒の念を込めたこの駄本は、父と母の遺産のようなものであり、家族あればこその産物です。そこで意を込めて、かくの如き詩を書かせていただきました。ご笑覧ください。

『遺産』

中秋の名月の夜
主治医の私と家族に看取られ母は旅立った

私が幼いころ父は難病と戦っていた
二十年以上に及んだ家族介護
母は気丈に振舞っていた
が、ある晩、夕飯の支度をしながら台所で立ち尽くし、肩を震わせ一人泣いていた
その後ろ姿が今でもこころに刺さっている

経済的支えを失い、残された重い介護負担
記憶にない楽しい家族旅行
覚えのない穏やかな正月休み
それは露命を背負ったいばらの道か

されど、今を否定せず受け入れ生きた父と母
その笑顔は明日への道を照らし
その雫は明日への道を潤した

ふり絞る父の生き様は家族に勇気を与え
生かされている時間に感謝し今を生き
あたりまえの日常によろこび
諍いの余韻さえありがたかった
生きた時間

愛しい父母はここにはいない
しかしこの身はここにあり
二人の証はこころとからだに生きている
痛みのわかる人間として育てられ
世の一助となる幸せを共に感じている
ありがとう　とうさん　かあさん

家内と墓前で静かに手を合わせ目を開けた
すると隣で娘が私達を覗き込み、微笑みながら、こころを映したかのように言ってくれた
「わたし、おとうさんとおかあさんの子供に生まれてよかった」

著者略歴

齋（いつき）

医学博士
脳神経外科専門医
リハビリテーション科専門医
総合診療科特任指導医

著書　『高齢者ケアのこころ　～パラメディカル・ケアハンドブック』（太陽出版）ほか

『ロード ツー ジーバ』
脳が語るこころと人生のトリセツ
老いゆく自分にジタバタしているあなたに

2024年10月31日　初版第1刷発行
2024年11月30日　初版第2刷発行

著　者　齋《いつき》
発行者　向田翔一

発行所　株式会社22世紀アート
〒103-0007
東京都中央区日本橋浜町3-23-1-5F
電話　03-5941-9774
Email: info@22art.net　ホームページ：www.22art.net

発売元　株式会社日興企画
〒104-0032
東京都中央区八丁堀4-11-10 第2SSビル 6F
電話　03-6262-8127
Email: support@nikko-kikaku.com
ホームページ：https://nikko-kikaku.com/

印刷
製本　株式会社PUBFUN

ISBN：978-4-88877-314-0